Borreliose –

Zeckeninfektion mit Tarnkappe

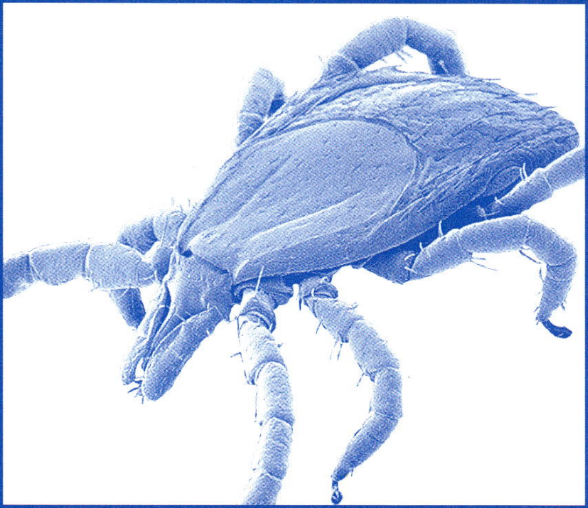

Borreliose

Zeckeninfektion mit Tarnkappe

Ute Fischer
Bernhard Siegmund

S. Hirzel Verlag Stuttgart · Leipzig 2000

Anschrift der Autoren

Redaktionsbüro
Ute Fischer
Bernhard Siegmund
In den Rödern 13
64354 Reinheim

Die Deutsche Bibliothek – CIP-Einheitsaufnahme

Fischer, Ute:
Borreliose: Zeckeninfektion mit Tarnkappe/Ute Fischer, Bernhard Siegmund.
– Stuttgart; Leipzig: Hirzel, 2000.
ISBN 3-7776-1009-7

Birkenwaldstraße 44, 70191 Stuttgart
Printed in Germany
Satz und Repro: Hahn Medien GmbH, Kornwestheim
Druck: Stürtz, Würzburg
Umschlaggestaltung: Nils Hoffmann, Mögglingen

Vorwort

Zecken-Borreliose lauert überall. Zigtausende von Menschen leiden unter ihr, ohne zu wissen, woher ihre Schmerzen kommen.
Die meisten Ärzte sind machtlos, weil Borreliose nicht in ihrem Ausbildungsplan stand.

Dieses Buch von Betroffenen für Betroffene hilft bei der Diagnose und vermittelt das Wissen für den Umgang mit Arzt und Leistungsträgern, mit körperlichen und seelischen Beschwerden und mit sich selbst.

Gut zu wissen: Je früher man die Erkrankung entdeckt, umso realistischer wird die vollkommene Heilung.

Mainz, im Sommer 2000

Die Geschichte der Familie Murray aus Lyme 11
Zecken fallen nicht vom Baum 13
Durch Zecken übertragene Krankheiten 18
Von einer Zecke gestochen 23
Symptome und Krankheitsverläufe 28
Lyme-Borreliose – Krankheit mit Tarnkappe 42
Neuroborreliose 47
Bleibende Beschwerden (Spätmanifestationen) 49
Borreliose während der Schwangerschaft 51
Borreliose bei Kindern 52
Die Suche nach dem richtigen Arzt 53
Diagnose: Herumprobieren sinnvoll 58
Das therapeutische Bündnis 66
Gründe für Therapieversager 75
Mit Reha Borreliose lindern 78
Therapie-Nebenwirkungen 83
Alternative Heil- und Schmerzlinderungsmethoden 86
Re-Infektionen 96
Wie entgeht man Zecken? Sinnvolle und unsinnige Prophylaxe 97

Impfen gegen Borreliose? 99

Rechte und Ansprüche 101

Schicksale aus der Praxis 113

Selbsthilfegruppen
und was sie leisten können 115

Hinweise,
die in kein anderes Kapitel passen 120

Glossar 121

Literaturverzeichnis 126

Quellen 128

Adressen 129

Lyme-Borreliose Zeckeninfektion mit Tarnkappe

Stiche von Zecken sind nicht immer harmlos. Die heimtückischen Parasiten saugen nicht nur unser Blut, sondern hinterlassen in ihm durch ihre Darm- und Speichelabsonderungen gefährliche Krankheitserreger, nämlich Borrelien. 1997 veröffentlichte der Pressedienst Deutsches Grünes Kreuz die geschätzten Zahlen von 30 000 bis 60 000 Erkrankungen pro Jahr in Deutschland. Im Juli 1998 musste diese Schätzung bereits auf 40 000 bis 80 000 (Ärztezeitung/Uniklinik Heidelberg) korrigiert werden. Die Selbsthilfegruppen rechnen gar mit jährlich 100 000 Neuerkrankungen. Damit gilt die Borreliose nach der Salmonellose als zweithäufigste Infektionskrankheit. Die finanziellen Aufwendungen für Diagnose und Therapie wurden 1999 auf etwa 100 Millionen Mark geschätzt. Niemand wagt sich fest zu legen, wie groß erst die Summe sein mag, die für die Diagnose und Therapie noch nicht erkannter Borreliose ausgegeben wird.

Nur 40 Prozent der Infizierten erinnern sich an dieses scheinbar banale Ereignis des Zeckenstichs. Weil sich die meisten Symptome erst Tage, Wochen und Monate später bemerkbar machen, denken weder Patient noch Arzt an einen Zusammenhang. Erschwerend kommt hinzu, dass die Krankheitssymptome wechseln und eine Vielzahl anderer Krankheiten vortäuschen können. Deshalb wandern viele, viel zu viele Patienten monate- und manchmal jahrelang von Arzt zu Arzt, ohne dass ihnen Heilung oder Linderung zuteil wird. Im schlimmsten Fall stempelt man sie als Hypochonder und Drückeberger ab. Sie verlieren ihren Arbeitsplatz und verelenden.

Lyme-Borreliose ist eine Erkrankung, die während der Ausbildung der meisten heute niedergelassenen Haus- und Fachärzte im mittleren Alter noch gar nicht existierte. Noch 1985 versicherte mir ein niedergelassener Arzt in Südhessen, dass europäische Zecken gar keine Borreliose übertragen würden. Und der damals leitende Direktor eines Akademischen Lehrkrankenhauses in Darmstadt ließ einer Patientin, obwohl mehrere Zeckenstiche bekannt waren, (sehr schmerzhaft) Muskelgewebe aus Oberarm und Oberschenkel schneiden, weil er als Erstes an eine Muskelerkrankung dachte und als Zweites die Patientin dann für organisch gesund, aber seelisch krank erklärte. Ein anderer Professor von der Universität Frankfurt am Main schließlich verschrieb ihr Bindegewebsmassagen und empfahl ein pflanzliches Abführmittel.

Gestatten Sie, dass wir, die Autoren dieses Buches, uns näher vorstellen. Wir sind keine Mediziner, sondern Journalisten, die sich auf Grund der eigenen Erkrankung und unter Ausschöpfung ihrer beruflichen Möglichkeiten Zugang zu Wissensquellen verschaffen konnten, die Patienten weitgehend verschlossen bleiben. Im Dialog mit Medizinern, Selbsthilfegruppen und Betroffenen glauben wir die Lücken erkannt zu haben, die wir nun zum Wohl und besseren Verständnis der Patienten und ihrer Therapeuten versuchen auszufüllen.

Mit dem vorliegenden Buch möchten wir informieren und aufklären sowie eigene Erfahrungen zum Nutzen von Betroffenen weitergeben. Besonders am Herzen liegt uns die Durchsetzung von Ansprüchen an Leistungsträger wie Versicherungen und Berufsgenossenschaften. Noch rechnen diese damit, dass sich Versicherte mit – manchmal sehr schlampig zustande gekommenen – Gutachten, medizinischem Fachchinesisch und aus Angst vor dem Papierkrieg abwimmeln lassen.

Wir möchten Ihnen aber auch von übertriebener, blinder Ehrfurcht vor weißen Kitteln abraten. Ärzte zum Beispiel sind Unternehmer oder Angestellte wie andere Berufstätige auch. Sie haben bei aller Liebe zum akademischen Heilberuf Rücksichten zu nehmen auf Ausbilder, Vorgesetzte, Kollegen, Freunde, Mitarbeiter und das oft unter dem Druck wirtschaftlicher Abhängigkeiten.

Weil das Wissen um Borreliose, ihre Diagnose und Therapie erst in den letzten zehn Jahren richtig Eingang fand in die medizinische Fachliteratur, in die Fortbildung und wissenschaftliche Forschung, bedeutet diese Erkrankung für viele Mediziner Neuland, in das sie sich erst einarbeiten müssen. Unsere persönliche Betroffenheit und unsere eigenen Erfahrungen haben dazu geführt, dass wir uns in diesem Buch gelegentlich etwas Polemik nicht verkneifen können. Doch keinesfalls beabsichtigen wir einen Konfrontationskurs mit der Ärzteschaft. Denn wir brauchen die Ärzte, um Medikamente, Therapien oder Befunde und Bescheinigungen zu erlangen.

Und auch nur mit Hilfe von Ärzten konnte dieses Buch entstehen. Wir danken ganz besonders Herrn Privatdozent Dr. Hans Krippner, Herrn Dr. Dr. Jozef Rakicky sowie Herrn Dr. Hans Ehrfeld.

Wir appellieren an Sie als Patient, zum Experten für Ihre Krankheit zu werden. Denn Sie werden sie nur mit Hartnäckigkeit, Wissensdurst, Mut und Disziplin beherrschen und hoffentlich überwinden.

Ute Fischer + Bernhard Siegmund

Sie muss immer wieder erzählt werden, weil sie den typischen Leidensweg eines an Borreliose Erkrankten dokumentiert und klar macht, dass man dieses Schicksal selbst in die Hand nehmen muss, wenn erste ärztliche Ansätze versagen.

Familie Murray beobachtete 1959 nach ihrem Umzug nach Lyme (sprich Laim) im US-Staat Connecticut bei allen Familienmitgliedern eine seltsame Ansammlung dermatologischer, arthritischer und neurologischer Beschwerden: ein geschwollenes Knie, Halsentzündung, Kopfschmerzen, Nackensteifigkeit, Hals-, Rachen- und Kehlkopfentzündungen, eigenartige Hautausschläge, Fieber sowie Beschwerden des Magen-Darm-Traktes. Nach der Behandlung mit Antibiotika verschwanden die Symptome – jedoch nur vorübergehend.

Immer und immer wieder entstanden scheiben- und reifenförmige Rötungen (Erythema migrans) und verschwanden wieder. Der damals erste Verdacht der Murrays, alles könnte mit Zeckenstichen zusammenhängen, wurde von den örtlichen Ärzten als nicht zutreffend abgewimmelt.

Etwa 30 Ärzte verschiedener Fachrichtungen versuchten sich im Laufe von 15 Jahren vergeblich an einer Diagnose. Bis Mutter Polly, die inzwischen als eingebildete Kranke abgestempelt war, entdeckte, dass andere Familien im Ort und in der Umgebung unter ähnlichen Beschwerden litten. Unter dem Druck, dass zeitweise drei ihrer Familienmitglieder nur noch an Krücken laufen konnten, nahm sie das Problem beharrlich in die Hand. Zusammen mit anderen Müttern erkrankter Kinder sammelte sie Krankendaten, diskutierte mit Ärzten und schaffte es schließlich 1975, also 16 Jahre nach den ersten Anzeichen, dass Dr. Allen Steere von der Rheumaklinik der Yale University mit der Erforschung der bis dahin rätselhaften Krankheit begann.

Die Erregersuche gestaltete sich kompliziert. Das Problem war, dass sich zwar über 20 Prozent der Patienten mit einem Erythema migrans an einen Zeckenstich erinnerten, die Wissenschaftler aber erst einmal nach Viren und Rickettsien suchten. Polly Murrays Vermutungen, dass die Zecken Schuld sein könnten, fanden erst 1978 Bestätigung, weil ein Patient den Übeltäter aufbewahrt und zur Untersuchung eingereicht hatte.

1980 endlich entlarvte man den Erreger der Lyme-Borreliose als ein gegen Penicillin empfindliches, nicht Eiter erregendes Bakterium. 1981 untersuchte Dr. Willy Burgdorfer, damals National Institute of Health, Rocky Mountains Laboratories, Hamilton/Montana (USA) mehrere hundert Schildzecken und fand in ihrem Darmsack auffallend lange Spirochäten (Schraubenbakterien). Dabei handelt es sich um eine Bakterienform, die zehn bis zwanzigmal größer ist als der Erreger der Lungenentzündung. Ihrem Entdecker zu Ehren erhielt diese Borrelien-Spezies den Namen „Borrelia burgdorferi“.

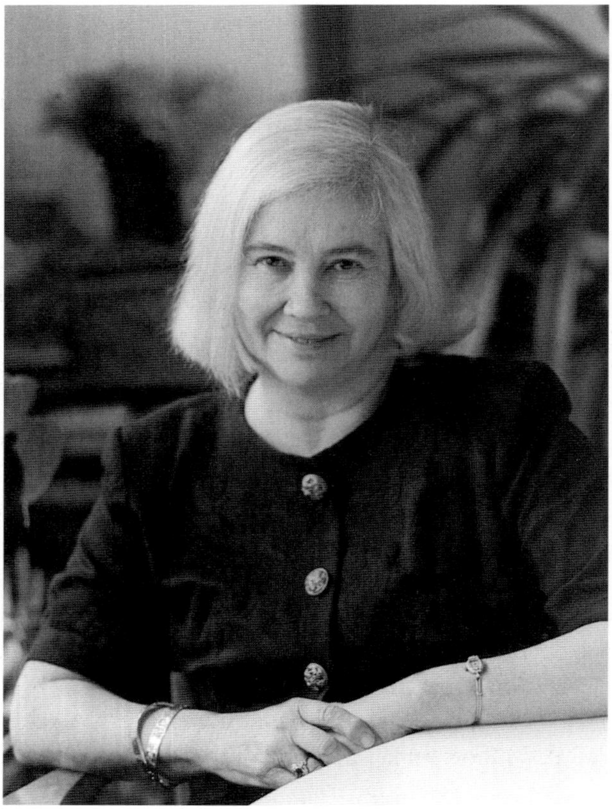

Polly Murray
Foto: Erik K. Johnson

Zeckenarten

Weltweit gibt es ungefähr 850 Zeckenarten. Diese Arten unterteilen sich in drei Familien: Lederzecken, Schildzecken und eine wenig erforschte Mischgattung aus beiden, die man nur in Afrika kennt. Lederzecken besitzen im Vergleich zu den Schildzecken keinen Rückenpanzer. Ihr bevorzugter Wirt sind Tauben. Ihr Stich kann beim Menschen zwar keine Borreliose, aber starke allergische Reaktionen hervorrufen.

Die häufigste Zeckenart in Mittel- und Südeuropa ist die Schildzecke, zu deren 675 Unterarten der „Gemeine Holzbock" (Ixodes ricinus) gehört. Sie ist Hauptüberträger von Borrelien und dem FSME-Virus. Gelegentlich werden auch andere Zeckenarten aus fremden Ländern eingeschleppt. Sie werden aber in der Regel nicht heimisch in Deutschland. „Ixodes ricinus" hingegen findet in Deutschland ideale Entwicklungsmöglichkeiten. Er ist auf keine begrenzten Feuchtgebiete angewiesen und fühlt sich auf einer Vielzahl von Tieren und auf dem Menschen bestens bewirtet.

Verbreitung: Regionen, Dichte

Weil die meisten durch Schraubenbakterien (Spirochäten) verursachten Krankheiten wie Leptospirosen (durch Tiere auf den Menschen übertragbare Infektionen) und Frambösie (himbeerartige Haut- und Gewebeschädigungen) überwiegend in Afrika, Südamerika und Südostasien vorkommen, waren sich deutsche Ärzte noch 1985 sicher, dass europäische Zecken keine Borreliose übertragen können. Heute ist bekannt, dass ganz Mitteleuropa, wenn auch mit regionalen Schwerpunkten, zum Verbreitungsgebiet der Borreliose und dem ähnlich verursachten Zeckenbiss-Fieber gehört.

Ratten in Stadtparks erhöhen das Borreliose-Risiko enorm. 1996 offenbarten verschiedene Studien unter Leitung von Professor Franz-Rainer Matuschka vom Virchow-Klinikum, Berlin, in Großstadtparks wie London, Prag oder Baltimore, dass Ratten dreißig mal mehr Zecken tragen als Mäuse. Überwiegend handelte es sich um Nymphen, jugendliche Zecken, deren Infektionsübertragung bereits sehr wahrscheinlich ist.

Europa: Belgien, Dänemark, Deutschland, Finnland, Frankreich, Griechenland, Großbritannien, Irland, Italien, Litauen, Niederlande, Norwegen, Österreich, Russland, Schweden, Schweiz, Slowakei, Slowenien, Spanien, Tschechien, Türkei, Ukraine, Weißrussland.

Zecken auf Zypern sind oft mit verschiedenen Rikettsien-Arten infiziert, die das so genannte Zeckenbiss-Fieber übertragen, das nicht mit der Borreliose gleichzusetzen ist, obwohl ähnliche Symptome wie grippeähnliche Zustände, Kopfschmerzen, Schüttelfrost, Muskelschmerzen, Fieber und spätere Hautläsionen bekannt sind.

Auch der afrikanische Kontinent blieb nicht verschont: Besondere Gefährdung droht in Ägypten, Südafrika und in der Republik Kongo. In den USA, wo Borreliose nach AIDS als zweithäufigste Infektion bekannt ist, trifft man die Bakterien in allen Bundesstaaten an, besonders stark in Connecticut, Kalifornien, Massachusetts, Minnesota, Nevada, New Jersey, New York, Oregon, Wisconsin. Kanada: Alberta, Manitoba, Nova Scotia, Ontario, Quebec. Asien: China und Japan. Australien: überall. Lediglich in Neuseeland trat bis Redaktionsschluss noch keine Erkrankung auf, wenngleich es dort Zecken gibt.

Man kann davon ausgehen, dass jede dritte geschlechtsreife Zecke Borrelien in sich trägt. Bei den Nymphen sind es etwa vier bis zehn Prozent, bei den Larven ein bis drei Prozent.

Naturherde

Als Naturherd wird ein fest umrissenes Gelände (Wald, Busch, Biotop) bezeichnet, in dem Zecken und Wirtstiere (Wildtiere, Vögel, Mäuse) leben und Borrelien zirkulieren. Zecken und Tiere bilden ein Borrelienreservoir, dem Haustiere und Menschen ausgeliefert sind.

Lebensräume der Zecken

Zecken sind sehr anpassungsfähig. Man findet sie genauso in den Cañadas auf Teneriffa (3 000 Meter) wie in feuchten Flussauen, auf subantarktischen Inseln, in den Tropen und in trockenen Wüstengebieten.

Zecken bevorzugen Parks mit Unterholz, Farnen und Gräsern, besonders die Übergänge von Laub- zu Nadelwald. Sie sitzen in Hecken und Büschen, vor allem in Brombeere, Hasel, Himbeere und Holunder. Durch Fuchs, Hase, Hund und Katze gelangen sie aber auch in unsere Hausgärten. Allein in Deutschland dienen mehr als 40 Säugetiere und Reptilien als Zeckenwirt. Dazu gehören auch die Vögel, die mit ihrem Zug nach Süden für weltweite Ausbreitung verantwortlich sind.

Je nach Lebensstadium klettern Zecken maximal einen Meter hoch und lassen sich von einem geeigneten Wirt abstreifen. Die meisten ausgewachsenen Männchen und Weibchen findet man nicht höher als 80 Zentimeter, die Nymphen auf ungefähr 40 Zentimeter und die Larven nicht höher als 20 Zentimeter.

Ist es zu kalt oder zu heiß, graben sie sich ins Erdreich ein oder verstecken sich unter Laub. Doch die ersten Tautropfen und warmer Regen locken sie ans Tageslicht. Ab 10 °C sind sie nicht mehr zu halten. Am aktivsten sind sie im Sommer am Vormittag, am frühen Abend und nachts. Sie krabbeln an Gräsern empor und warten auf einen Wirt.

Mit den hinteren Beinpaaren klammern sie sich an Halmen oder Ästchen fest und spreizen die vorderen Beinpaare zum Einfangen des Wirtes ab. Am vordersten Beinpaar befindet sich das so genannte Haller'sche Organ. Zusammen mit Sinneshaaren ist die augenlose Zecke in der Lage, damit thermische und chemische Reize sowie Bewegungen wahrzunehmen. Passt ihr das Opfer, krallt sie sich mit ihren mit Widerhaken bewehrten, so genannten Tarsalkrallen fest. Das wird besonders Frauen zum Verhängnis, wenn sie im Freien in der Hocke urinieren. An dieser schlecht einsehbaren Körperstelle wird auch ein eventuelles Erythema migrans als Erstwarnsymptom nicht bemerkt.

Die idealsten klimatischen Bedingungen finden Zecken im Mai und Juni sowie in September und Oktober. In dieser Zeit ist das Risiko am größten, der Zecke als Wirt wider Willen dienen zu müssen. Heiße Sommer halten Zecken aus Angst vor Austrocknung unter Blättern versteckt. Regenreiche Sommertage hingegen oder gar ein verregneter Sommer mit hoher Luftfeuchtigkeit verlängern die Zecken-Saison enorm.

Aktionsradius der Zecken

Je jünger die Zecke in ihrem Lebenszyklus, umso niedriger ist auch ihr Lebensraum. Larven befallen vorwiegend Wirte in den niedrigen Krautschichten: Rötelmaus, Gelbhausmaus, Waldmaus. Nymphen „arbeiten“ auf einem größeren horizontalen und vertikalen Aktionsradius und treffen auf kleine und mittelgroße Säuger und Vögel. Ausgewachsene Zecken bewegen sich im Umkreis von rund fünf Metern, werden aber durch ihre Wirte über größere Entfernungen transportiert.

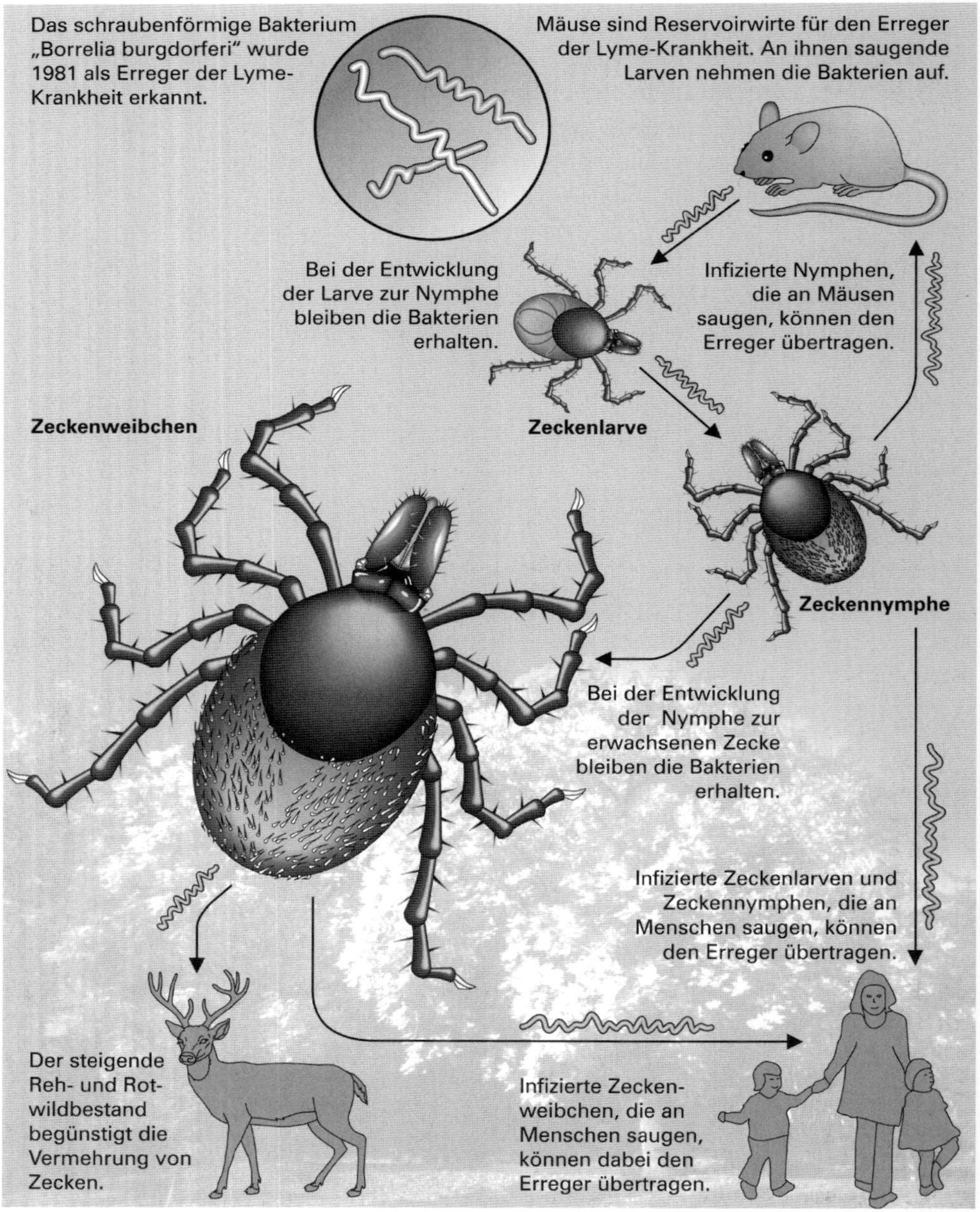
Das schraubenförmige Bakterium „Borrelia burgdorferi" wurde 1981 als Erreger der Lyme-Krankheit erkannt.
Mäuse sind Reservoirwirte für den Erreger der Lyme-Krankheit. An ihnen saugende Larven nehmen die Bakterien auf.
Bei der Entwicklung der Larve zur Nymphe bleiben die Bakterien erhalten.
Infizierte Nymphen, die an Mäusen saugen, können den Erreger übertragen.
Zeckenweibchen
Zeckenlarve
Zeckennymphe
Bei der Entwicklung der Nymphe zur erwachsenen Zecke bleiben die Bakterien erhalten.
Infizierte Zeckenlarven und Zeckennymphen, die an Menschen saugen, können den Erreger übertragen.
Der steigende Reh- und Rotwildbestand begünstigt die Vermehrung von Zecken.
Infizierte Zeckenweibchen, die an Menschen saugen, können dabei den Erreger übertragen.

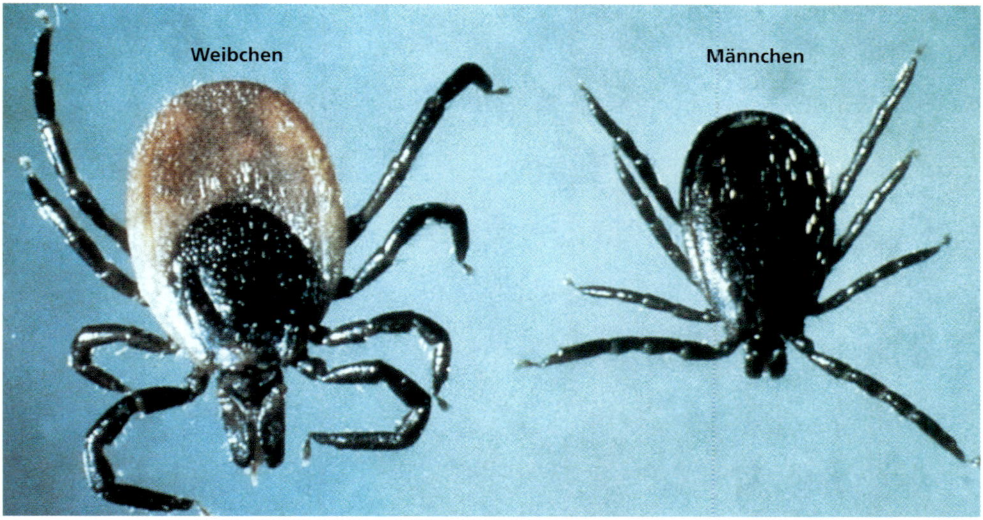

Zwei erwachsene (adulte) Schildzecken Ixodes ricinus, auch Holzbock genannt. Rechts ein Männchen, links ein ungesogenes Weibchen. Beim Männchen bedeckt der Schild den ganzen Körper. Beim Weibchen ist nur der vordere Teil durch den Schild bedeckt, damit für die Eierproduktion genug Blut aufgenommen werden kann. Ein vollgesogenes erwachsenes Weibchen ist 100 bis 200 mal schwerer als ein ungesogenes.

Alle Abbildungen: Immuno.

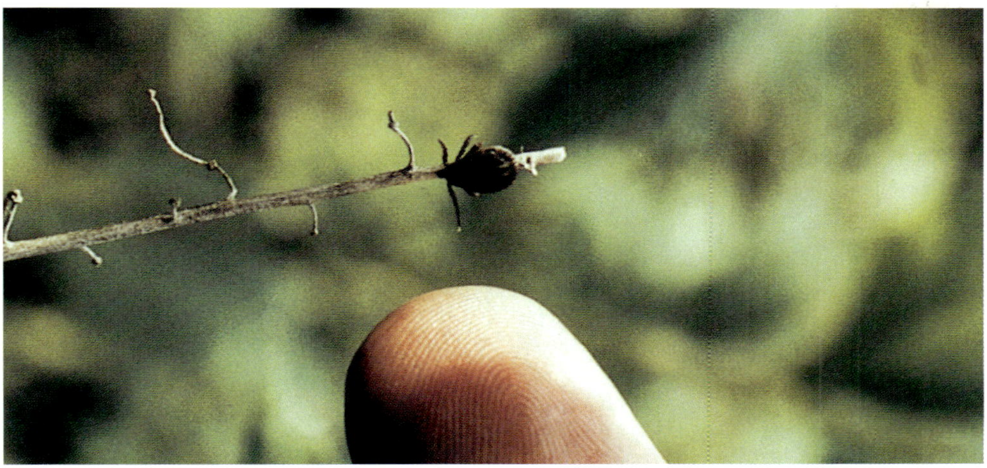

Zecken fallen nicht von Bäumen, sondern erklettern Grashalme und Zweige.

Farbtafel II

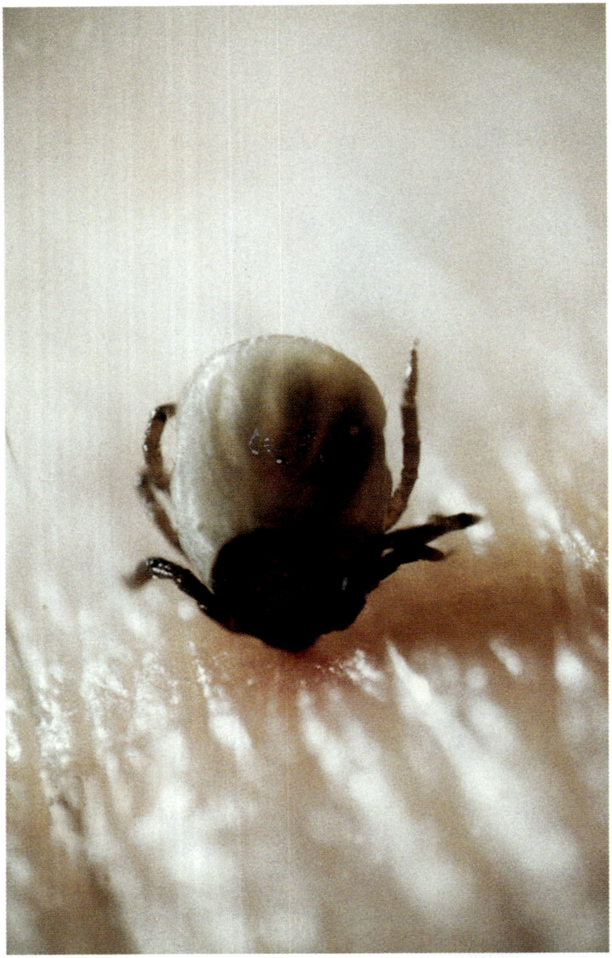

Zecke beim Saugen.

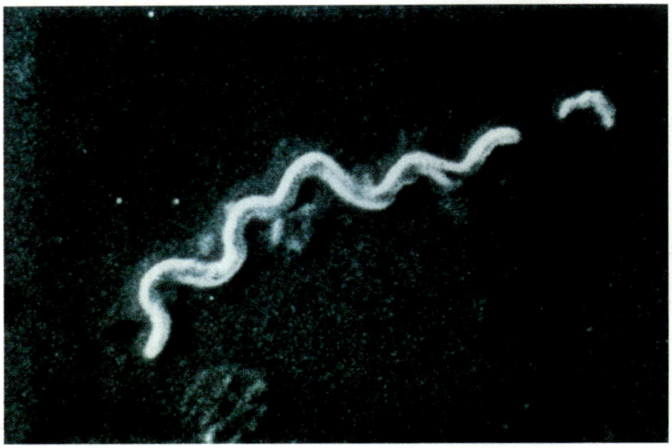

Borrelia burgdorferi gehört zur Gattung großer, beweglicher, schraubenförmiger Bakterien.

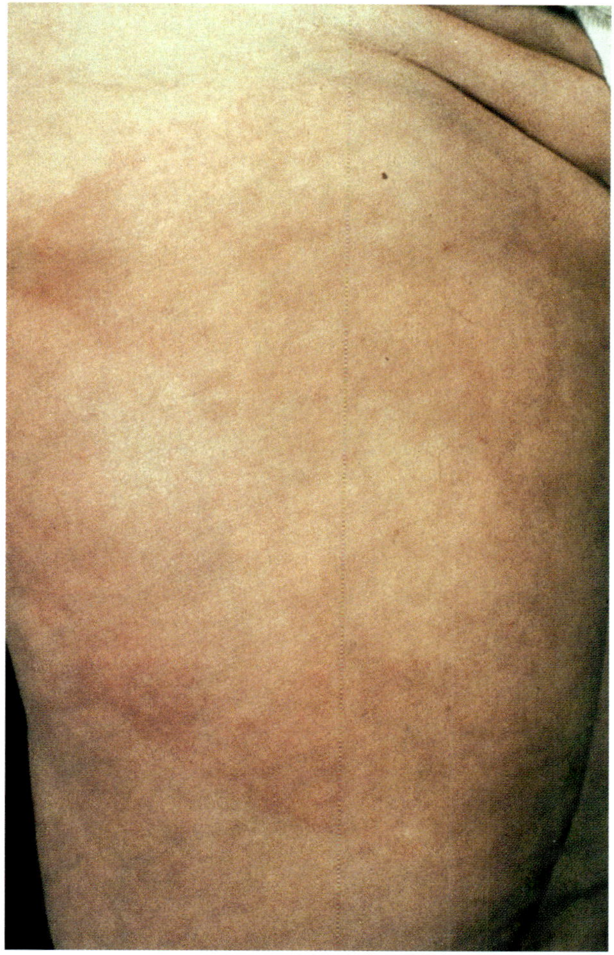

Die so genannte Wanderröte (Erythema migrans) entwickelt sich um die Einstichstelle als Fleck oder Ring. Aber nicht jede Infektion meldet sich mit dieser Wanderröte.

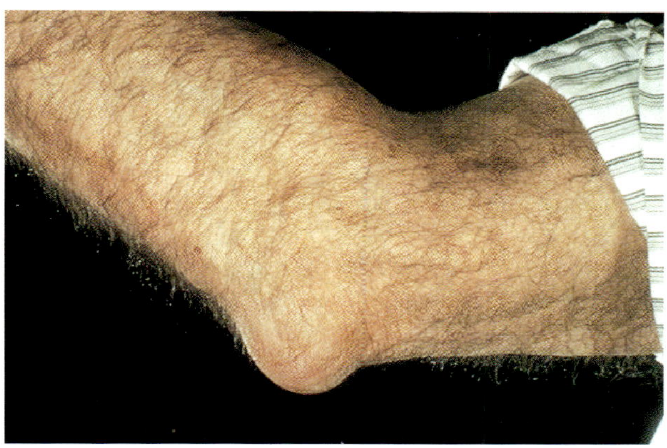

Ein Borrelien-Lymphozytom entwickelt sich bevorzugt an Ohrläppchen, Brustwarzen oder wie hier im Bild am Ellenbogen.

Farbtafel IV

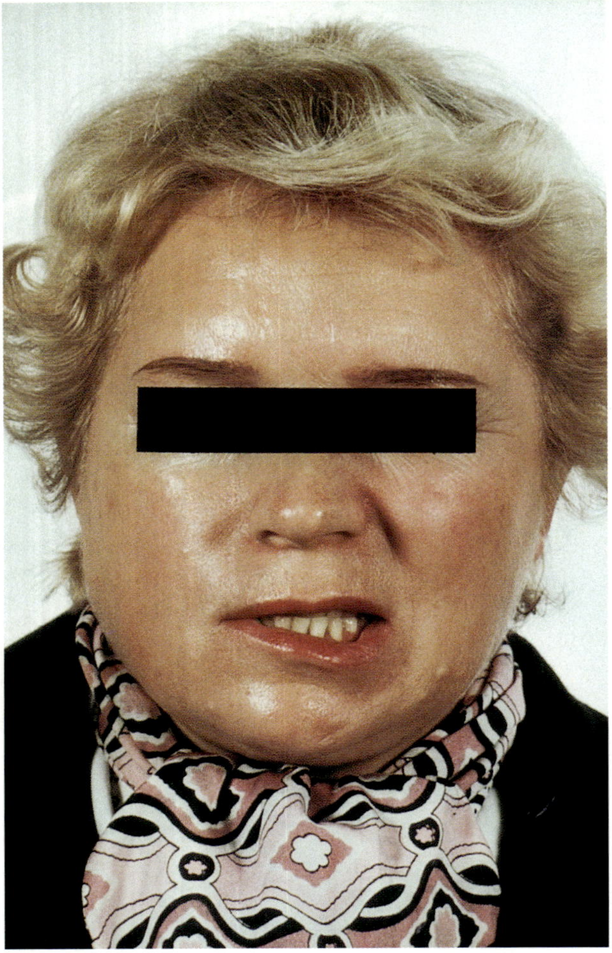

Unter einer Neuroborreliose kommt es häufig zu Lähmungen oder Teillähmungen wie hier im Gesicht.

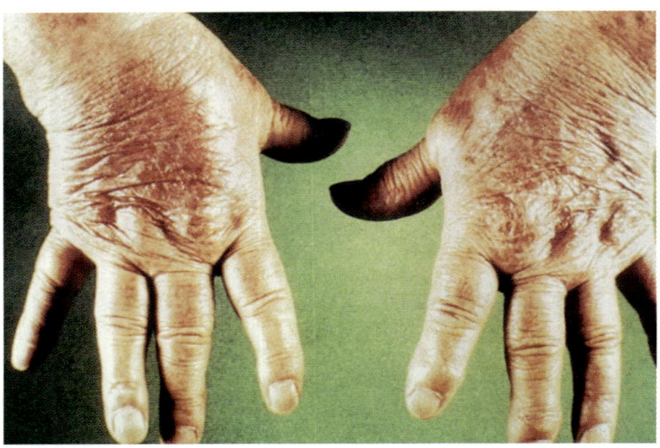

Die Hautentzündung Acrodermatitis chronica atrophicans zählt zu den Spätfolgen der Borreliose. Über der rot-bläulichen Verfärbung knittert sich die Haut pergamentartig.

Lebenszyklus einer Zecke

Er verläuft vom Ei bis zur geschlechtsreifen Zecke über drei Entwicklungsstadien und dauert in der Regel zwei bis drei Jahre. Für jedes Stadium benötigt die weibliche Zecke eine einzige Blutmahlzeit. Ein ausgewachsenes Weibchen zapft seinem Opfer bis zu fünf Milliliter Blut ab; etwa ein Viertel Schnapsglas. Am Ende der Blutmahlzeit hat die Zecke das 200-fache ihres Eigengewichts aufgenommen. Männliche Zecken stechen zwar auch; aber sie saugen nicht.

Die Ei-Ablage findet meistens im herbstlichen Laubteppich statt. Aus ihnen schlüpfen im Frühjahr die winzigen Larven. Man kann sie mit dem bloßen Auge nicht wahrnehmen, weil ihnen in den ersten zwei Lebenstagen noch die Körperfärbung fehlt. Stechen und Saugen können sie jedoch schon und auch mit Borrelien infizieren. Wenn sie gleich einen Wirt finden – direkt am Boden am ehesten eine Maus, aber sie greifen sich auch ein Menschenbein –, entwickeln sie sich noch im Sommer zu Nymphen. Finden sie ihre Blutmahlzeit erst im Sommer, verzögert sich dieses Entwicklungsstadium bis zum nächsten Frühjahr. Gelingt es den Larven gar, sowohl im Frühjahr als auch noch im Herbst als Nymphe eine Blutmahlzeit zu erhaschen, häuten sie sich nach nur einer Überwinterung in der Erde zu erwachsenen (adulte) Zecken. Die männlichen Zecken begatten die Weibchen während deren letzter Blutmahlzeit und sterben. Die weiblichen Zecken legen vor ihrem Tod noch rund 2 000 Eier ab.

So winzig können Zecken vor der Blutmahlzeit sein:
Larven zirka 0,6 Millimeter
Nymphen zirka 1 Millimeter
Männliche Zecke zirka 2,5 Millimeter
Weibliche Zecke zirka 2,4 bis 4,8 Millimeter

Nicht verwechseln: FSME und Borreliose

Die bekanntesten durch Zecken übertragenen Krankheiten werden häufig von Laien wie auch von „Profis" verwechselt oder in einen Topf geworden. Auf das Stichwort „Zecke" folgt meist als Antwort „Hirnhautentzündung" und „FSME-Impfung". Lassen Sie uns mit der Aufklärungsarbeit gleich beginnen.

Frühsommer-Meningoenzephalitis (FSME) und Borreliose: zwei völlig unterschiedliche Krankheiten

Die einzige Gemeinsamkeit beider Erkrankungen ist die Übertragungsweise durch die Zecke. Zecken können sowohl FSME-Viren als auch Borrelien in ihrem Darm tragen. Und sie können beide gleichzeitig auf den Menschen übertragen, was zum Teil mit besonders schweren neurologischen Krankheitsbildern einhergehen kann.

Borreliose ist eine bakterielle Erkrankung, die mit Antibiotika behandelt werden kann. FSME ist eine Viruserkrankung, gegen die keine Antibiotika helfen. Gegen FSME kann man sich impfen lassen, gegen Borreliose (noch) nicht. Zecken mit Borrelien gibt es praktisch überall auf der Welt, Zecken mit FSME (meist bei gleichzeitigem Borrelienbefall) nur in bestimmten Gebieten, vor denen auch immer besonders gewarnt wird.

Während in Mitteleuropa nahezu jede dritte Zecke Borrelien in sich trägt, ist das FSME-Virus nur in etwa jeder hundertsten Zecke nachweisbar. Ausnahmen spielen die so genannten FSME-Naturherde wie Gebiete in Baden-Württemberg und Russland, wo die Infektionsrate fünf bis dreißig Prozent beträgt.

Massive FSME-Herde gibt es in: Deutschland, Estland, Kroatien, Lettland, Litauen, Österreich, Polen, Russland, Schweden, Schweiz, Slowenien, Tschechien, Ungarn. Bekannt sind aber FSME-Erkrankungen auch in Albanien, Bosnien-Herzegowina, Finnland, Frankreich, Griechenland, Italien, Japan, Liechtenstein, Moldawien, Nordchina, Norwegen, Slowakische Republik, Ukraine und Weißrussland.

Das am stärksten von FSME betroffene Bundesland ist Baden-Württemberg längs der Flüsse Rhein, Neckar, Murg und Kinzig und rund um den Bodensee. 1995 erkrankten hier 156 Menschen. Auch in Bayern konzentrieren sich die FSME-Herde an den Flüssen, vor allem an der Donau mit ihren Nebenflüssen, an Main und Regnitz. Erkrankungen melden auch die Bundesländer Hessen, Saarland, Brandenburg, Sachsen und Thüringen. In Sachsen-Anhalt und Mecklenburg-Vorpommern wurde das FSME-Virus in Zecken und durch Antikörpernachweis gefunden.

Übertragungsrisiko

Das Risiko, sich an Borrelien zu infizieren, hängt ab von der Saugdauer der Zecke. Je länger sie an der Stichstelle verharrt, umso größer ist die Wahrscheinlichkeit einer Infektion. Deshalb sollte man den Parasiten so schnell wie möglich ausheben und entfernen. Selbst wenn eine Zecke schon einige Stunden unbeobachtet ihrem Trieb folgte, muss sie nicht unweigerlich auch Borrelien übertragen haben. Anders ist das bei der FSME. Kaum hat eine virenverseuchte Zecke den Menschen angezapft, ist die Wahrscheinlichkeit sehr groß, mit dem FSME-Virus infiziert zu werden. Zirka 90 Prozent aller FSME-Infektionen verlaufen ohne oder mit nur milden klinischen Symptomen wie Kopfschmerzen. Nur zehn Prozent bieten das lebensbedrohliche FSME-Bild.

Etwa 500 Menschen erkranken in Deutschland pro Jahr an FSME, hingegen zirka 60 000 bis 80 000 an Borreliose. Die Dunkelziffer dürfte noch höher liegen, weil nicht selten Jahre völligen Herumirrens von Arzt zu Arzt therapielos vergeudet werden, bis „zufällig" einmal an Borreliose gedacht wird.

FSME-Borreliose-Doppelinfektion

Weil Zecken sowohl Borrelien als auch FSME-Viren in sich tragen können, sind Doppelinfektionen besonders in stark verseuchten FSME-Gegenden möglich. Ihre Krankheitsverläufe können bei unterschiedlichen Latenzzeiten mit sehr schweren neurologischen Komplikationen einhergehen.

Was sind Borrelien?

Im Gegensatz zu den meisten Bakterien, die rund oder stäbchenförmig sind, weisen Spirochäten, zu deren Gattung Borrelien gehören, eine schraubenförmige Gestalt auf. Während sich viele andere Bakterien alle zwanzig bis dreißig Minuten vermehren, geschieht dies bei den Spirochäten nur alle 24 bis 33 Stunden. Dem langsamen Wachstum ist vermutlich zu verdanken, dass Spirochätenbefall nicht unbedingt tödlich verläuft, sondern den Körper „nur" schwächt.

Noch bis Dezember 1995 glaubte man, dass es sich bei Borrelien um Bakterien aus den 60er Jahren handele. Inzwischen wies eine deutsch-amerikanische Wissenschaftlergruppe unter Leitung von Professor Dr. Franz-Rainer Matuschka vom Berliner Virchow-Klinikum nach, dass Borreliose-Erreger sogar in Hunde- und Fuchszecken aus dem Jahr 1884 zu finden waren. Und die allerersten Krankheitsbeschreibungen einer Acrodermatitis (Hauterkrankung mit Rückbildung des Fettgewebes bei blau-rötlicher zigarettenpapierartiger Fältelung) stammen aus dem Jahr 1883.

Krankheitserreger der Borreliose ist das Bakterium Borrelia burgdorferi nach dem Schweizer Entdecker Dr. Willi Burgdorfer, der es 1982 an den Rocky Mountains Laboratories entlarvte. Borrelia burgdorferi kann zusätzlich in drei Untergruppen eingeteilt werden. Borrelia burgdorferi „sensu strictu" ist die einzige in den USA vorkommende Spezies.

In Europa geißeln uns Borrelia burgdorferi „afzelii", die überwiegend zu Erkrankungen von Haut und Gelenken führt, und Borrelia burgdorferi „garinii", vornehmlich verantwortlich für Erkrankungen am Nervensystem. Es wird vermutet, dass die unterschiedlichen klinischen Verläufe und Organbefälle (Manifestationen) in den USA und Europa auf die zu unterscheidenden Spezies zurückzuführen sind. Insofern sind Gutachten, die sich auf amerikanische Studien berufen, mit Skepsis zu beurteilen.

Weitere, erst in jüngster Zeit identifizierte Spezies wie B. andersonii, B. japonica, B. lusitaniae, B. tanukii, B. turdi und B. valaisiana wurden in Patienten mit Borreliose nicht gefunden (Quelle: Privatdozent Dr. F.-W. Tiller, München, in Abbot Times 2/98).

Die bekannteste durch Spirochäten verursachte Erkrankung ist die Syphilis. Einige ihrer Symptome und der schubweise Verlauf ähneln der Borreliose sehr. In beiden Fällen macht sich die Infektion durch eine Hautreizung bemerkbar.

Untypische Borreliose

Vor allem Fieberschübe, aber kein Erythema migrans erzeugt eine südspanische Borrelienart, die 1996 erstmals isoliert wurde. Diese Spezies ist den in Europa üblichen Borrelien zwar sehr ähnlich, die gängigen Bluttests weisen den Patienten auch als seropositiv aus. Doch Wirt ist nicht die Schildzecke, sondern die Lederzecke (Gattung Ornithodoros), die auch als Überträger des afrikanischen und amerikanischen Rückfallfiebers gilt (Quelle: Lancet 348, 1996, 162).

Weitere durch Zecken übertragene Erreger

Ehrlichiose (HGE)

Diese durch Ehrlichia-Bakterien ausgelöste Erkrankung war bislang nur beim Tier bekannt. Es gibt jedoch ernsthafte Hinweise, dass sie auch beim Menschen Beschwerdesymptome wie Kopf- und Gliederschmerzen sowie Blutveränderungen hervorruft. Nach Studien in Italien, Schweden und der Schweiz gibt es eine neuere Studie aus Bayern, dass der Erreger der HGE (Humane Granulozytäre Ehrlichiose) auch in Deutschland seine Spuren hinterlässt. In den USA fand man in sechs Prozent der untersuchten Zecken Borrelien und gleichzeitig Erreger der HGE.

Im Herbst 1999 mutmaßte das Robert-Koch-Institut in Berlin, dass seronegative Lyme-Erkrankungen möglicherweise durch das Bakterium Ehrlichia verursacht seien. Einige der Symptome wie Fieber, Schüttelfrost, Muskelschmerzen, Durchfall und Husten ähneln sehr einer Borreliose. HGE-Erreger schwächen das Immunsystem und fördern die Anfälligkeit für Infektionen wie Lungenentzündung, Entzündungen durch Pilze sowie Blutvergiftung. Die Erkrankung heile unter Tetracyclin-Antibiotika meist folgenlos aus (Quelle: Ärztezeitung). Die Diagnose kann wegen unspezifischer Symptome nur über Labormethoden – indirekter Immunfluoreszenztest und Western-Blot – erfolgen.

Doppelinfektion Ehrlichiose und Borreliose

Die schwedische Wissenschaftlerin Professor Marta Granström vom Karolinska Hospital Stockholm unterrichtete im März 1999 im Bundesinstitut für gesundheitlichen Verbraucherschutz und Veterinärmedizin in Berlin von Doppelinfektionen mit Ehrlichiose und Borreliose oder FSME. Besonders bei seronegativer Borreliose müsse an eine Ko-Infektion gedacht werden.

Babesiose

Im Gegensatz zu den Bakterien Ehrlichia und Borrelia ist Babesia ein Parasit der Gruppe Sporentiere bei großer Ähnlichkeit mit Malaria. Allen dreien gemeinsam ist, dass sie von Zecken übertragen werden. Aus den USA wird berichtet, dass die gleichzeitige Infektion mit Borrelien und Babesia zu schwereren Krankheitsverläufen führen würde, als jede Erkrankung für sich alleine. Das Krankheitsbild scheint sich mit zunehmendem Alter zu verstärken: Fieber, Schüttelfrost, Erschöpfung, Muskelschmerzen, Gelenkschmerzen, Abbau der roten Blutkörperchen kennzeichnen den Krankheitsverlauf. Der medizinische Informationsdienst Viva diagnostica empfahl im Herbst 1998, dass man sich nach einem Zeckenstich auf alle diese drei Erreger testen lassen solle. Babesia wird mittels Blutausstrich diagnostiziert. Therapiert wird allerdings mit Malaria-Medikamenten.

Rickettsia slovaca

Diesen Erreger fand man erstmals 1997 bei einer Patientin, die auf einer Wanderung in den Pyrenäen von einer Zecke am Hinterkopf gestochen wurde. Nach einer Woche erkrankte sie mit Fieber, starken Kopfschmerzen, Abgeschlagenheit und Gelenkschmerzen. An der Stichstelle bildete sich ein Knötchen mit Hautrötung. Vier Lymphknoten am Hinterkopf waren geschwollen. Das Fieber senkte sich zwar nach Behandlung mit Doxycyclin. Aber es dauerte noch zwei Monate, bis Kopfschmerzen, Schwäche und Müdigkeit verschwanden (Quelle: Lancet 350, 1997, 112).

Rickettsia conorii

Die mit „Zeckenstechfieber“ bezeichnete Infektion durch den Keim Rickettsia conorii tritt im Mittelmeerraum und in vielen asiatischen Ländern auf.

Der Zeckenstich

Sobald sich eine Zecke an einen vermeintlichen Wirt geklammert hat, ist dies noch lange nicht die Stelle, an der sie sich festsetzen wird. Sie wandert herum und sucht sich eine warme, feuchte, gut durchblutete Stelle. Heimtückischerweise handelt es sich dabei meistens um schlecht einsehbare Körperregionen wie Achsel, Kniekehle, Ohren, behaarte Kopfhaut, Genitalbereich.

Das Eindringen in die Haut gleicht einer Operation. Nach dem Prinzip einer Stichsäge schneidet sie mit Messerchen ein Loch in die Haut, in das sie ihren Saugrüssel bis zum Blutgefäß einführen kann. Der Wirt bekommt davon nichts mit, weil die Zecke gleichzeitig betäubende und blutstillende Substanzen einspritzt. Rund 80 Prozent der Zeckenopfer merkten nichts vom Stich. Kein Wunder. Die Tiere sind nur 0,8 bis einen Millimeter groß und zu leicht, um unsere Tastorgane auszulösen. Höchstens wenn eine Zecke beim Herumwandern ein Haar umbiegt, könnten Sensible es spüren.

„Hat eine Zecke angedockt, ist sie erst einmal erschöpft", beruhigt Dr. Klaus J. Volkmar vom Reisemedizinischen Centrum in Düsseldorf. Die meisten Zecken beginnen erst 24 Stunden bis drei Tage später zu saugen und damit auch Krankheitserreger zu übertragen.

Während des Saugens sondert die Zecke Speichel und Ausfluss aus Genitalien und Anusöffnung ab, deren Krankheitserreger in die Blutbahn des Wirtes geraten. Umgekehrt nimmt die Zecke aber auch Krankheitserreger des Wirtes auf, wie es bei ihrer Primärinfektion durch Mäuse oder andere am Boden lebende Tiere geschieht.

Die Länge der notwendigen Blutmahlzeit hängt vom Entwicklungsstadium der Zecke ab. Larven genügen zwei bis vier Tage, Nymphen und erwachsene Weibchen fünf bis zehn Tage. Apropos: Es sind nur die weiblichen Zecken, die eine Blutmahlzeit zum Fortbestand brauchen.

Richtige und falsche Methoden der Entfernung

Großmutter hatte nicht Recht. Wer eine Zecke versucht, nach althergebrachter Art mit Öl oder Klebstoff zu ersticken, riskiert, dass sich der Parasit panisch erst recht in die Stichwunde erbricht oder entleert. Das Gleiche passiert auch nach modernistischer Empfehlung mit Teebaumöl.

Weil das Risiko, Krankheitserreger aufzunehmen, mit der Dauer des Saugens steigt, sollte man die Zecke schnellstens entfernen. So genannte Zeckenzangen (auch die aus der Apotheke) sind dazu ungeeignet, weil die dicken Zangenbacken den Zeckenleib quetschen und den Darminhalt erst recht in die Stichwunde spritzen. Das Gleiche gilt für unsere Finger.

Das Märchen vom „rechtswendigen Gurkenmurkser"

Die Empfehlung, die Zecke nach links oder rechts herauszudrehen, entspricht falscher Vorstellung von den Stichwerkzeugen einer Zecke. Dr. Hassler amüsierte 1997 die Besucher eines Borreliose-Kongresses mit der Aufklärung dieses scheinbar Jahrzehnte alten Irrtums, wonach man Zecken seit Donald Ducks Zeiten mit dem „rechtswendigen Gurkenmurkser" verwechsle, das „einzige Vieh auf der nördlichen Halbkugel, das einen Korkenzieher als Gewinde trägt". Die Zecke besitzt so ein Gewinde jedenfalls nicht, sondern Widerhaken.

Am schnellsten und sichersten hebelt man das Tier mit einem Skalpell oder einem spitzen Taschenmesser aus der Haut. Dabei darf ruhig etwas Blut fließen und ein Stückchen Hautschicht herausgeschnitten werden. Mit einem üblichen Desinfektionsmittel desinfizieren.

Die falsch geschürte Angst, der Zeckenkopf könnte in der Haut verbleiben, ist das kleinste Übel. Entweder stößt ihn der Körper nach ein paar Tagen selbst ab oder man lässt ihn mittels einer Minioperation vom Arzt entfernen. Der Kopf beinhaltet jedenfalls keine Borrelien.

Beweise sichern

Borreliose ist eine anerkannte Berufskrankheit nach Ziffer 3102 der Anlage 1 der Berufskrankheiten-Verordnung (BeKV). Zu den Risikogruppen gehören nach Meinung der gesetzlichen Unfallversicherung überwiegend Waldarbeiter, Förster, Jäger. Alle anderen Berufsgruppen müssen detektivisch beweisen, dass der krank machende Zeckenstich auf dem Weg von, zur oder während der beruflichen Ausübung stattfand. Das kann praktisch jedem passieren, ob zu Fuß, mit dem Rad oder in Ausübung eines Berufs mit Tierkontakt oder in freier Natur.

Der beste Beweis dafür ist die Zecke selbst, ganz oder in Teilen. Am längsten überlebt sie, wenn man sie mit ein paar feuchten Gräsern in einem Schraubglas festsetzt. Bei den ersten Symptomen kann man sie in einem Labor auf Borrelien untersuchen lassen. Besonders wenn der Zeckenstich beruflich passierte, hilft die Laboruntersuchung bei Ansprüchen gegen gesetzliche Unfallversicherungen.

Von Zeit zu Zeit bieten Forschungsprojekte wie 1997 das Hygiene-Institut der Uni Heidelberg kostenfreie Untersuchungen an. Das Landesgesundheitsamt Baden-Württemberg untersucht Zecken gegen eine Gebühr von 40 Mark (Wiederholdstraße 15, Borrelienlabor, 70174 Stuttgart). Lebende Zecken in feuchte Papiertaschentücher, tote in 70-prozentigen Alkohol oder Spiritus jeweils in ein Schraubglas legen. Schweizer Krankenkassen offerieren diesen Service für ihre Mitglieder kostenlos.

Ein ebenfalls kostenloses Glied in der Beweiskette stellt die Information von Kollegen, Nachbarn oder Familienmitgliedern als spätere Zeugen dar. Ein kleiner Vermerk im Kalender sichert Datum, Ort und Art der Tätigkeit zum Zeitpunkt des Zeckenstichs. Danach fragt die Gesetzliche Unfallversicherung, wenn sie in Anspruch genommen wird.

Ein Symptom-Tagebuch ist ebenfalls hilfreich bei der Beweisführung. Weil eine Vielzahl von Wehwehchen und schmerzhaften Symptomen kommt und geht, weiß man ohne Aufzeichnung nach Wochen, Monaten, leider oft auch nach Jahren gar nicht mehr, was da wann alles verrückt gespielt hat. Jeder neue behandelnde Arzt und ganz besonders Gutachter beurteilen den Krankheitsverlauf danach.

Zeckenstich nicht erinnerlich

Die wenigsten Menschen können sich an den Zeckenstich erinnern. Das liegt daran, dass sich der Parasit vorzugsweise in einer Haut- oder Gelenkfalte niederlässt, in der er nicht gesehen wird. Larven und Nymphen enthalten noch wenig oder keinen Farbstoff, sodass man sie mit bloßen Augen überhaupt nicht sehen kann. Eine festgesaugte Zecke fühlt sich wie ein kleiner Grind an, der – im Glauben, es sei ein Mückenstich – weggekratzt ist.

Andere Borreliose-Übertragung

Der Biologe Dr. Trevor Petny, Heidelberg, berichtete auf dem Borreliose-Kongress 1997 von Fliegenarten, die in den USA Borrelien auf den Menschen übertragen hätten. In Deutschland gibt es dafür Hinweise, aber noch keinen Beweis.

Auch verschiedene Vermutungen, Schnaken oder Wespen könnten Borreliose übertragen, lassen sich nicht schlüssig beweisen. Dazu müssten die Insekten erst eine Maus stechen, um die Borrelien aufzunehmen und eine halbe Stunde später einen

Menschen. Eher nachvollziehen lässt sich hingegen, dass der spürbare Insektenstich zeitlich nach dem Zeckenstich (mit Schmerzbetäubung) erfolgte.

Bluttransfusion
Für die Übertragung von Borrelien bei einer Bluttransfusion gab es in der medizinischen Literatur bis Redaktionsschluss zwar nur einen einzigen gesicherten Fall. Jedoch ist es möglich, aus infizierten Blutkonserven Borrelien zu züchten. Der Ausschluss von Blutspendern mit durchgemachter Borreliose wird von Experten empfohlen. Bei der bekannten Blutkonserven-Knappheit gilt es abzuwägen, ob das Infektionsrisiko nicht das kleinere Übel wäre.

Nahrungsmittel
Borreliose kann nicht durch den Verzehr borrelieninfizierter Tiere wie Wild, Schaf, Pferd oder Ziege übertragen werden.

Das Risiko, an Borreliose zu erkranken

Im Gegensatz zur Frühsommer-Meningoenzephalitis (FSME), deren Viren nur in Zecken bestimmter Regionen gehäuft vorkommen, sind Zecken mit Borrelien praktisch überall auf der Welt verbreitet (siehe auch Seite 13: Verbreitung). Man kann generell davon ausgehen, dass jede dritte Zecke Borrelien in sich trägt, auch wenn es Naturherde gibt, in denen praktisch jede Zecke borrelienpositiv ist. Aufschluss, ob man nun in einer harmlosen oder weniger harmlosen Gegend wohnt, könnte das zuständige Gesundheitsamt geben.

„Risiko der Lyme-Borreliose unterschätzt", kommentierte die Ärztezeitung im Juli 1998 das Ergebnis einer Studie der Heidelberger Universität (Dr. Helmut Zappe, Leiter der Sektion Allgemeinmedizin). Speziell im Raum Heidelberg und Stuttgart betrug es 27 Prozent, wenn die Zecke mit Borrelien durchseucht war. Der Laborarzt Dr. Hans Ehrfeld schätzte 1997, dass etwa zehn Prozent aller Borreliosepatienten das chronische (dritte) Stadium erreichen. Dr. med. Hans Horst ging 1997 davon aus, dass etwa 95 Prozent der Borrelia-burgdorferi-Infektionen völlig symptomlos verlaufen. Dr. Dr. Rakicky betont, dass nicht jeder Zeckenstich oder eine Rötung an der Einstichstelle automatisch mit einer sich entwickelnden Borreliose gleichzustellen ist. Nach seiner Erfahrung entwickelt nur jeder zweite Betroffene, der mit Borrelien infiziert wurde, eine klinisch manifeste Borreliose.

Menschen, die sich häufiger in der freien Natur, besonders in Wäldern und Flussauen aufhalten, tragen ein größeres Risiko als Spaziergänger in der Stadt. Dazu zählen nicht nur Waldarbeiter, sondern auch Pfadfinder, Käfer-, Schmetterlings-, Beeren- und Pilzsammler, Teilnehmer an Zeltlagern, Wanderer, Radfahrer und Jogger auf mit Busch, Farn und Gras gesäumten Wegen.

Tierfreunde, die gern fremde oder den eigenen Hund knuddeln, laufen eher Gefahr, eine noch nicht festgesaugte Zecke zu übernehmen, als Menschen, die diesen Kontakt vermeiden. Nicht nur Jagdhunde, sondern alle Vierbeiner, die gerne hinter Igeln, Mäusen oder Hasen im Erdreich stöbern oder durchs Gebüsch streifen, sammeln Zecken aller Entwicklungsstufen auf. Auch Pferde, Rinder und Schafe fangen Zecken von Gräsern und Zweigen und können wie der Mensch an Borreliose erkranken.

Noch vor wenigen Jahren akzeptierten die Berufsgenossenschaften die als Berufskrankheit eingestufte Borreliose nur bei Wald-, Forst- und Weidearbeitern. 1997 wurden eine Tierärztin und eine Tierarzthelferin noch als nicht ursächlich gefährdet angesehen. Hingegen sind Fälle von Lehrern bekannt, die sich die Borreliose anlässlich von Schulausflügen erwarben und Anerkennung erhielten. Im Grunde kommt es darauf an, sich mit Beweisen und Befunden glaubwürdig durchzusetzen (siehe Seite 101: Rechte und Ansprüche).

Einem Verdacht, Zecken könnten bestimmte Blutgruppen bevorzugen, ist bislang nicht nachgegangen worden. Und trotzdem hört man immer wieder von Paaren, dass der eine Partner nach einem Waldspaziergang voller Zecken sei und der andere nicht eine einzige abgestreift habe.

Borreliose läuft nach heutigem Wissensstand in drei Stadien ab, die sich über Monate, Jahre und Jahrzehnte erstrecken können aber nicht müssen, wenn rechtzeitig und richtig therapiert wird. Annähernd bei 40 Prozent kommt es zu Spontanheilungen. Außerdem kann die Erkrankung in jedem Stadium erstmals manifestiert und geheilt werden.

Symptome im ersten (Früh-)Stadium Leitsymptom Wanderröte (Erythema migrans)

Im ersten Stadium – ohne oder mit Wanderröte (Erythema migrans) – lokalisiert sich der Erreger durch Eigenbeweglichkeit noch im Bereich der Infektionsstelle. Die Borreliose „streut", nennen es die Mediziner, wenn nach etwa zehn Tagen – manchmal auch erst nach einigen Wochen – das „Erythema migrans" erscheint. Dieses Symptom zeigt an, dass sich die Erreger über den Blut- oder Lymphweg in den gesamten Organismus ausbreiten. Die Latenzzeit – die Zeit zwischen Infektion und dem Auftreten erster Symptome – kann zwischen drei Tagen und zwei Jahren betragen.

Nur rund 20 Prozent der Infizierten können sich an die verräterische Wanderröte erinnern, die um die Stichstelle entsteht. Diese Rötung sieht bei jedem anders aus. Mal ist es ein faustgroßer Fleck, mal nur pflaumengroß, mal bis zu einem Durchmesser von 80 Zentimetern oder größer. Sie zeigt sich auch als roter Ring oder Doppelring, der sich um den Stich bildet. Je nach Stichstelle kann der rote Ring so groß sein, dass nur eine rötliche Bogenlinie zu erkennen ist, die sich beispielsweise über den halben Rücken zieht. Möglich sind auch weiche fleckige Knötchen. Tätowierte haben übrigens schlechte Karten, weil sie die Rötung leicht übersehen können.

Die Röte tut nicht weh, sie juckt oder sticht vielleicht ein wenig. Liegt der Stich an einer schwer einsehbaren Körperstelle, wird er entweder rein zufällig entdeckt oder gar nicht und damit die Chance zur sofortigen Diagnose und Therapie verpasst. Pusteln oder Bläschen innerhalb der Röte weisen möglicherweise auf eine gemischte Infektion mit anderen Keimen, vielleicht vom Kratzen, hin. Nicht jeder Hausarzt ist in der Lage, diese Röte zu diagnostizieren. Da wird schon mal Kortisonsalbe verordnet, unter der die Röte entweder wegkriecht oder eher zufällig verschwindet, statt als wichtiges Indiz für eine Zeckeninfektion gedeutet zu werden. Streifen des Erythema migrans werden fälschlicherweise auch als Stauungserscheinungen durch Krampfadern diagnostiziert.

Es soll auch schon vorgekommen sein, dass Patienten mit einem Erythema migrans den Übeltäter aufbewahrten und untersuchen ließen und der sich als borrelienfrei erwies. Des Rätsels Lösung: Es muss eine zweite Zecke, Larve oder Nymphe gestochen haben. Prof. Krause: „Kein Test ist 100-prozentig. Ein negatives Ergebnis schließt eine Infektion der Zecke nicht aus."

Ansammlung weißer Blutkörperchen (Lymphozytome)

Sammeln sich die weißen Blutkörperchen am Ohrläppchen, an der Brustwarze oder im Bereich der Hoden, spricht man von einem Borrelienlymphozytom. Dr. Hassler berichtete 1997, dass diese Art von Lymphozytomen praktisch an jeder Körperstelle vorkommen kann, besonders bei Re-Infektionen.

Polytope/multiple Erytheme

So bezeichnet man Rötungen an mehreren Körperstellen. Dies ist meist ein Zeichen, dass die Erreger bereits über die Blutbahn in die Haut eingedrungen sind. Somit ist das zweite Krankheits-Stadium eingetreten.

Auch wenn kein Erythema migrans um die Stichstelle auftritt, heißt das nicht, dass keine Infektion stattgefunden hat. Sicheres Wissen bringt eine Blutuntersuchung frühestens drei bis sechs Wochen nach dem Stich. Für Wahrscheinlichkeit sprechen die Allgemeinsymptome des ersten Stadiums.

Allgemeinsymptome

Erstes Stadium

Relativ viele Patienten beobachten eine Erkältung, einen grippalen Infekt, Kopf- und Gliederschmerzen, Abgeschlagenheit, Fieberschübe, manchmal auch Lymphknotenschwellungen, die sie aber nicht mit dem Zeckenstich in Verbindung bringen. Diese Symptome unterscheiden sich nicht von einem grippalen Infekt.

Auch diese allgemeinen Symptome, zum Teil Einzelfälle, wurden nach einer Borrelieninfektion im ersten Stadium beobachtet:

Bauchschmerzen
Bindehautentzündung
Bronchitis

Durchfall
Entzündung der Lymphbahnen (roter Streifen wie bei einer Blutvergiftung)
Erbrechen
Gelenkschmerzen
Gelenkschwellungen
Gewichtsabnahme
Haarausfall
Herzstolpern
Missempfindungen an Armen und Beinen
Muskel-, Bänder-, Faserschmerzen (Fibromyalgien)
Nackensteifigkeit
Rückenschmerzen
Schluckbeschwerden
Schweißausbrüche
Schwindelattacken
Trockenheitsgefühl im Hals
Übelkeit

Zweites und drittes (chronisches) Stadium
Bleibt das Frühstadium unentdeckt und vor allem unbehandelt, steigt das Risiko, dass die Infektion in ein chronisches (drittes) Stadium mit schweren Spätfolgen übergeht. Als chronisch zählt in der Regel alles, was länger als sechs Monate bis ein Jahr existiert. Häufig wird die Borreliose erst in den fortgeschrittenen Stadien richtig zugeordnet und diagnostiziert, weil viele Anfangssymptome als harmlose Unpässlichkeiten und vorübergehende Wehwehchen abgetan werden. Wer geht schon wegen einer Erkältung zum Internisten?

Die folgenden Symptome sind zum besseren Finden nach dem Alphabet geordnet. So weit vorhanden, geben die Quellen Auskunft darüber, welche Ärzte oder Kliniken darüber öffentlich publizierten.

Augen

Beschrieben von Dr. Hassler, Prof. Herzer, Dr. Satz, Dr. Horst, Prof. Krause und anderen.

Alle Teile des Auges, von der Aderhaut bis zur Netzhaut und vom Glaskörper bis zur Vorderkammer, können von Borrelien besiedelt sein. Seltener ist der Sehnerv beteiligt, dafür aber die Sehnetzhaut. Vor allem im chronischen Stadium kann es zu einer Schrotschuss-Retinopathie kommen, die zu einer Gesichtsfeldeinengung (Tunnelblick, schwarze Flecken) führen kann.

1995 berichtete Prof. Busse über folgende Symptome, bei denen an eine Borreliose gedacht werden müsse: rotes Auge (Regenbogenhaut-Entzündung), Lichtempfindlichkeit, Schmerzen hinter dem Augapfel, Bewegungsschmerz, Doppelbild-Wahrnehmung, Verschwommen-Sehen, Horner-Syndrom, Gesichtsfeld-Ausfälle, Entzündung der mittleren Augenhaut (Uveitis).

Entzündung der Aderhaut des Auges (Chorioiditis) mit vorübergehendem Sehschärfenverlust beobachteten Schönherr und Krause, 1990. Die Augenärztin Dr. Klais berichtete darüber in der Ärztezeitung 12/96.

Erschöpfung, Müdigkeitssyndrom

Beschrieben von Dr. Hassler, Prof. Herzer, Dr. Satz, Dr. Horst. Abgrenzen muss man dabei das chronische Müdigkeitssymptom, begleitet von Fieber, Heiserkeit, Lymphdrüsenschwellungen, Muskelschwächen, Schlafstörungen und starker Wesensveränderung, wie es bei viralen Auseinandersetzungen vorkommt.

Fibromyalgien

Beschrieben von Dr. Hassler, Dr. Satz, Dr. Horst und anderen.

Unter Fibromyalgien (Muskel-, Bänder- und Faserschmerzen) leiden schätzungsweise eine Million Menschen in Deutschland. Die Häufigkeit der Erkrankung verhindert, dass ein Arzt gleich an Borreliose denkt. Fibromyalgien sind eine Form des Weichteilrheumatismus, deren Entstehung ungeklärt ist. Die schmerzlichen Erscheinungen ergreifen den gesamten Bewegungsapparat, oft um die Hals- und Lendenwirbelsäule beginnend, auch an den Schultern, im Nacken, an den Oberarmen und Oberschenkeln und am Gesäß.

Vergleichbare Muskelschmerzen, die sich auf Druck verstärken können, produzieren unter Borreliose ein durchaus fibromyalgieähnliches Bild. Fibromyalgien werden zurzeit als psychosomatisches Krankheitsbild diskutiert.

Fieber

Nahezu alle Autoren berichten von fieberhaften Zuständen, wobei Fieber über 39 °C selten vorkommt.

Frösteln

Begleiterscheinung vor und nach Schweißausbrüchen.

Gehirn

Die Borrelioseerkrankung kann durch eine entzündliche Gefäßwandveränderung (Vaskulitis) zu allen Arten von Gehirnfunktionsstörungen führen. Die bekanntesten sind plötzlich auftretende Lähmungen wie bei einem echten Schlaganfall, Kopfschmerzen, Nachlassen der geistigen Leistungsfähigkeit, Sensibilitätsausfälle, geistige Verwirrtheit oder auch Apathie, Schläfrigkeit bis hin zur Bewusstlosigkeit. Sehr bekannte Zeichen bei einer Borreliose sind eine nach einigen Tagen oft auftretende Schmerzsymptomatik und die Gesichtslähmung oder Lähmung von anderen Gehirnnerven, die sich zum Beispiel durch Doppelbilder, Kopfdrehungslähmung, Schulterlähmung und andere vielfältige Symptome äußern können. Auch der Verlust des Gehörs oder des Riechvermögens kann bei einer durch Borrelien verursachten Gefäßentzündung auftreten.

Gelenkentzündungen

Wie schnell werden Gelenkentzündungen als „Gelenkrheuma", zum Beispiel Gicht, Schuppenflechte (Psoriasis-Arthritis) oder Entzündungen an mehreren Gelenken gleichzeitig (chronische Polyarthritis) gedeutet, wenn die Diagnose Borreliose noch nicht bekannt ist. Am häufigsten sind die großen Gelenke betroffen: Knie, Schulter, Ellbogen, aber auch Finger-, Zehen-, Kiefer- und Hüftgelenke.

Die Symptome sind Bewegungsschmerzen, Ergüsse und schmerzhafte Gelenkschwellungen sind ebenfalls möglich. Entzünden können sich Muskeln, Sehnen, Schleimbeutel. Weil diese Entzündungen spontan von einem Gelenk auf das andere wechseln können, läuft der Patient Gefahr, nicht ernst genommen zu werden, auch weil Ultraschall und Röntgenbilder oft keine besonderen Auffälligkeiten zeigen.

Bei Entzündungen in Zehengelenken schmerzt das Auftreten. Zehen und Finger schwellen wurstartig an. Mit entzündetem verdickten Fingergelenk ist es fast unmöglich, eine Pumpsprayflasche zu betätigen oder den Finger gerade zu strecken.

Auch Fersenschwellungen sind bekannt. Die Diagnose „Karpaltunnelsyndrom" sollte aufmerksam machen (siehe Seite 43).

Wird rechtzeitig mit Antibiotika therapiert, können Knorpelschädigungen vermieden werden. Wird die nicht oder falsch therapierte Gelenkentzündung chronisch, entwickelt sich daraus eine nachfolgende Arthrose mit Knorpelschädigung.

Gelenksteifigkeit

Beschrieben von Prof. Herzer, Dr. Satz und anderen. Das für Gelenkrheuma so typische Symptom täuscht oft erst einmal über eine Borreliose hinweg. Die Steifigkeit kann alle Gelenke, am häufigsten Finger, Knie, Nackenwirbel betreffen.

Gereiztheit

Sie ist oft das Produkt aus Nervosität, gestörter Konzentrationsfähigkeit, Wortfindungsstörungen, Schlafstörungen und Resignation. Wenn man dann auch noch geschliffen am Telefon oder in der Arztpraxis argumentieren will, fühlt man sich völlig hilflos.

Gesichtslähmungen

„Facialisparese" ist ein Symptom, das den Diagnostiker auf die Idee einer „Neuroborreliose" bringt. Gelähmt sein kann ein Augenlid oder die gesamte Gesichtsmimik. Möglich sind auch Sprechstörungen, Lähmung der Schlundmuskeln und der Stimmlippen und damit verbunden unerklärliche Schluckstörung und Heiserkeit ohne Anwesenheit eines grippalen Infekts.

Gesichtsrötungen

Anfallsartiges Symptom durch Entzündungen von Hirnnerven bei Neuroborreliose.

Haarausfall

Der Verlust von Haaren wurde bislang meistens im ersten Stadium beobachtet. Dies ist oft eine vorübergehende Irritation, die wieder verschwindet. Danach sprießen die Haare wieder. Aus Einzelschicksalen ist aber auch vorübergehender Haarausfall während akuter Schübe im chronischen Stadium bekannt.

Halsschmerzen

Im Zusammenhang mit Borreliose ein umstrittenes Symptom. Wurde jedoch beschrieben von Dr. Satz, Prof. Herzer.

Haut

Beschrieben von Dr. Hassler, Prof. Herzer, Dr. Satz, Dr. Horst, Dr. Schwinn, Prof. Hamm und anderen.

Hochgradige Hautentzündung (Akrodermatitis) ist als am längsten bekanntes Krankheitsbild ein typisches Spätsymptom, das selbst bei Heilung der Borreliose Spuren hinterlässt, weil das Bindegewebe unter der Haut schrumpft und eine papierartige, dünne unelastische Runzelhaut (Bratapfelhaut) hinterlässt.

Im akuten Stadium verfärbt sich die Haut an Händen, Unterarmen, Füßen und Unterschenkeln rötlich-blau. Die Blutgefäße werden teilweise sichtbar. Missempfindungen und Gefühlsstörungen wie Kribbeln, ein Gefühl von Warmes-Wasser-Laufen oder Insekten irritieren so stark, dass man letztlich wirklich von nicht beachteten Insekten gestochen wird.

Akrodermatitis kann auch mit Wundrose und Gelenksentzündungen verwechselt werden. Der Grund: Die Gelenke unter den Hautregionen entzünden sich. Klarheit kann ein Anzuchtversuch von Borrelien aus entzündeter Haut bringen.

Läsionen an der Mundschleimhaut: Die Haut wird dünner, trockener und verletzlicher. „Morphaea“ sind weiße, kleine flächige Narben, die am ganzen Körper auftauchen können. Ähnliche stark juckende Hauterscheinungen kommen an weiblichen und männlichen Geschlechtsorganen vor, aber nicht bei der Borreliose.

Knötchenähnliche, gutartige Schwellungen – häufig am Ohrläppchen – (Lichen sclerosus et atrophicus) beobachtete Dr. Satz besonders bei Kindern.

Rote Flecken auf der Wange (Wangenerythem) beobachtete Prof. Herzer bereits 1989 bei 13 Prozent der 314 von ihm damals untersuchten Patienten mit Wanderröte (Erythema migrans).

Herz

Obwohl Dr. Allan Steere und Kollegen bereits 1980 bei acht Prozent der von ihnen untersuchten Borreliosepatienten eine Beteiligung des Herzens entdeckten, würgten

Gutachter noch in den 90er Jahren Herzbeteiligungen als „sehr selten" ab. Dr. Hans Horst prangerte bereits Anfang der 90er Jahre an, dass die Zahlen kardialer Beteiligungen statistisch nur deshalb so niedrig lägen, weil es versäumt werde, den Patienten zum Herz-Ultraschall zu schicken. Prof. Krause schätzte die Herzbeteiligung 1999 mit fünf bis acht Prozent immer noch als selten ein.

Herzbeutelerguss (Pericarderguss)

Noch vor fünf Jahren wurde diese Flüssigkeitsansammlung im Herzbeutel als sehr selten beschrieben. Die Problematik für den Patienten besteht darin, dass sich ein Pericarderguss anfühlt wie ein leises Brennen im Magen. Dass es der Herzbeutel ist, spürt man erst, wenn man es weiß. Einen Pericarderguss kann man mit dem Herz-Ultraschall sichtbar machen, was häufig erst passiert, wenn Gutachten gefordert sind und ein Patient in einer Uniklinik durch die diagnostische Mangel gedreht wird. Wer sicher sein will, konsultiert freiwillig einen Kardiologen.

Weil Pericardergüsse auch als Folge von viralen Infekten (zum Beispiel Coxsackie oder Herpes) auftreten können, die ihre Visitenkarte in Form von Antikörpern in unserem Blut hinterlassen, werden sie als Borreliosesymptom nur schwer anerkannt. Ein Indiz verheißt das Ansteigen und Sinken von Ergussvolumen im Herzbeutel im Rhythmus antibiotischer Therapie und gegebenenfalls das dauerhafte Versiegen der Ergussflüssigkeit nach Therapieerfolg.

Ein Pericarderguss ist das Zeichen einer chronischen Herzbeutelentzündung, die letztlich auch vernarben kann. Man spricht dann von einem Panzerherzen, weil die Narben einen festen Mantel um den Herzmuskel bilden und sein rhythmisches Zusammenziehen und Auseinanderdehnen einschränken.

Herzentzündung (Karditis)

Ende der 80er Jahre galt eine Herzentzündung unter Borreliose noch als äußerst selten, weil man das Herz einfach nicht untersuchte. Das hat sich geändert. Ärztezeitung, 19. November 1996: Dr. Michael Stille-Siegener und Kollegen schätzen, dass vier bis zehn Prozent der Borreliosepatienten eine Herzentzündung bekommen. Beschrieben auch von Dr. Satz. Die akute Karditis kann, so Dr. Hassler, zu einer vorübergehenden Herzschwäche mit Herzvergrößerung führen.

Herzinfarkt

Finnische Forscher veröffentlichten ihren Verdacht (The Lancet, 1997), dass eine Borrelieninfektion zu Herzinfarkt führen könne. Sie fanden bei ihren Herzinfarktpatienten mit Borrelienkontakt eine bestimmte Substanz im Blut, das Immunglobulin G, das in einer gesunden Vergleichsgruppe nicht vorhanden war (Quelle: Infektion & Prävention, Deutsches Grünes Kreuz 2/98).

Herz AV-Block

Störungen der Erregungsleitung zwischen Vorhöfen und Kammern des Herzens (AV-Block) werden in drei Schweregrade eingeteilt. Innerhalb von Minuten kann ein Wechsel zwischen AV-Block 1. Grades und 3. Grades erfolgen. Beim AV-Block des 3. Grades fehlt die Überleitung vom Vorhof auf die Ventrikel völlig. Je nach Ausprägung wird ein Herzschrittmacher vorübergehend oder auf Dauer nötig.

Herzrhythmusstörungen

Von starkem Herzklopfen und dass man das Herz wie eine große Faust in sich pochen spürt, berichten viele Patienten; auch von Herzstolpern, Herzjagen, Herzrasen. Herzrhythmusstörungen machen sich im EKG bemerkbar. Sie sind manchmal so gravierend, dass ein Herzschrittmacher implantiert werden muss.

Konzentrationsstörungen, Desorientierung

Beschrieben von Dr. Hassler, Dr. Satz, Dr. Horst. Diese Symptome kennzeichnen vorrangig eine Neuroborreliose, zeigen sich manchmal aber auch bei Borreliose ohne Nervenbeteiligung. So stellt man sich „Alzheimer“ vor. Man geht wohin und weiß nicht mehr warum. Man liest einen Brief und begreift ihn nicht. Wortfindungsstörungen sind besonders lästig, wenn man in schreibendem oder telefonierendem Beruf arbeitet. Selbst Menschen, die früher über ein geniales Namens- und Zahlengedächtnis verfügten, verzweifeln am Loch in ihrer Erinnerung. Nur Jobzettel, verständnisvolle Kollegen (wie lange?) und Lebenspartner retten die notwendige Disziplin des Alltags. Oft treten diese Symptome erst im chronischen Stadium auf und werden von den Gutachtern als „Neurose“ verkannt.

Kopfschmerzen

Kopfschmerz ist ein allgemeines Symptom und als Antwort des Körpers auf Keime, Erreger, Gifte und Schadstoffe zu werten. Dr. Hassler beschrieb 1996 sehr aussagekräftig typische Borreliose-Kopfschmerzen als „kappenförmige, vom Nacken ausstrahlende Kopfschmerzen". Allein ein Kopfschmerz darf keinesfalls jedoch als Borreliose interpretiert werden, weil dieses allgemeine Symptom tausende von anderen Erkrankungen begleitet.

Leber

Von den inneren Organen kann nach bisheriger Erkenntnis nur die Leber betroffen sein.

Lichtempfindlichkeit

Siehe Neuroborreliose, Seite 47.

Lunge

Beschrieben von Dr. Horst. In der Lunge eines Patienten wurden nach tödlich verlaufener Lungenentzündung Borrelien gefunden. Häufigkeiten tauchten in der Literatur bis Redaktionsschluss nicht auf.

Lymphknotenvergrößerung

Mehrfach beschriebene schmerzhafte Knoten im ersten Stadium.

Magen

Bauchschmerzen, Übelkeit, Appetitlosigkeit, Druckschmerz des Abdomens und Erbrechen überwiegend im ersten Stadium.

Menstruation

Nicht die Borreliose, sondern die antibiotische Therapie stört den Rhythmus der Menstruation. Ausbleibende Menstruation kann, wenn sie sich nicht von alleine wieder einpendelt, mit Hormonen in einen neuen Rhythmus gelockt werden. Im Extremfall setzen die Wechseljahre (Menopause) ein ganzes Jahrzehnt früher ein.

Milchproduktion, Brustschmerzen

Quelle: Patienten-Berichte in den Selbsthilfegruppen.

Milz

Beschrieben von Dr. Horst. In diesem Organ wurden bei verstorbenen Patienten Borrelien gefunden.

Muskelschmerzen

(siehe Fibromyalgien, Seite 31)

Nackensteifigkeit

(siehe auch Gehirn, Seite 32) Dieses Symptom taucht in vielen Publikationen über Borreliose auf, obwohl selbst deren Autoren bei Gutachten vorzugsweise auf HWS-Syndrom (Halswirbelsäule) ausweichen, wenn der Patient altersbedingte Abnützungserscheinungen aufweist. Und dies ist – je nach Krankheitsvorgeschichte (Anamnese) und erlittenen Unfällen (zum Beispiel Schleudertrauma) – in jedem Alter wahrscheinlich. Wessen Krankenblatt beim Hausarzt hingegen keinerlei HWS-Beschwerden vor der Borreliose aufweist, sollte dies dem Diagnostiker wie dem Gutachter mitteilen.

Nerven

(siehe auch Gehirn und Neuroborreliose, Seite 32 und 47) Borrelien können das Nervensystem befallen und alle Nerven, das Gehirn, Hirnhäute und Rückenmark zur Entzündung bringen. Man spricht von Neuroborreliose. Dabei können Lähmungen und Gefühlsstörungen am gesamten Körper auftreten.

Neuralgien

Schmerzzustände innerhalb bestimmter Nervengeflechte weisen auf entzündete Nerven hin. Häufig sind die Beinnerven betroffen. Deren Schmerzäußerung erinnert an typische Ischiasschmerzen. Sie unterscheiden sich dadurch, dass borreliosebedingte Ischiasschmerzen auch in der Ruhe anhalten und unter Antibiotikatherapie verschwinden (siehe Seite 47).

Niere

Bei Urinuntersuchungen können vorübergehende Kreatinin-Erhöhungen und eine flüchtige Proteinurie als Zeichen einer Nierenbeteiligung übersehen werden (Quelle: Dr. Hassler). Prof. Krause hingegen verneint eine Nierenbeteiligung.

Ohrgeräusche

(siehe Neuroborreliose, Seite 47)

Parkinson-Symptome

Es sind Fälle bekannt (Prof. Horst Przuntek, Dr. Dr. Jozef Rakicky), bei denen nach der Diagnose einer Borreliose Parkinson-Symptome auftraten. Sie beginnen oft mit scheinbar harmlosen Ungeschicklichkeiten und steigern sich bis zum Verfall der körperlichen Kräfte ohne Einbuße von Intelligenz und Bewusstsein. Das als typisch geltende Zittern (Tremor) zeigt sich nicht bei jeder Erkrankung. Weitere Symptome sind Antriebslosigkeit, starre Mimik, Fallneigung beim Gehen und Depressionen. Beide Erkrankungen können parallel vorliegen oder einzeln, ohne dass sie miteinander zu tun haben. Auffallend ist lediglich, dass übliche Parkinson-Medikamente bei Borreliosekranken nicht so wirksam sind. Auch Prof. Przuntek kennt einen Fall, bei dem sich die für Parkinson typische Schüttellähmung als Symptom der Borreliose herausstellte, die nach Antibiotikatherapie verschwand (Quelle: Ärztezeitung 3/96).

Persönlichkeitsveränderungen

(siehe Gereiztheit und Neuroborreliose, Seite 33 und 47)

Potenzstörungen

Erektionsstörungen und Libidoverlust oder – umgekehrt – totale Enthemmung werden von vielen Patienten zwar nicht in der Arztpraxis, aber im persönlichen Gespräch beklagt.

Psychische Störungen

Halluzinationen, Depressionen, Verwirrtheit und totale Persönlichkeitsveränderungen bis hin zur Schizophrenie häufen sich, je länger eine Borreliose andauert. Verzagte, hilflose, hoffnungslose Patienten, die sich aufgegeben haben oder als eingebildete Kranke abgestempelt wurden, können den Kontakt zur Realität leicht verlieren. Da öffnen sich Türen zu Zwanghaftigkeit (Magersucht, Manien) und Panikattacken, die sich eruptiv und mit großer Erschöpfung danach entladen. Diese Symptome ausschließlich der Borreliose zuzurechnen, ist aber unrealistisch.

Puls

Erhöhten Ruhepuls notierten Dr. Hassler und Dr. Satz als häufiges Symptom.

Reiter-Syndrom

Dabei handelt es sich um einen Symptomkomplex, der sich typischerweise aus drei Symptomen zusammensetzt: Arthritis im Kniegelenk (Gonarthritis), Augenentzündungen (Uveitis) und Harnröhrenentzündung (Urethritis). Das Auftreten zwei dieser Symptome gleichzeitig, wie es bei Borreliose möglich ist, wird in der Literatur (Prof. Herzer) als „inkomplettes Reiter-Syndrom“ beschrieben.

Schmerzen in der Wirbelsäule

Unerträgliche Schmerzen lassen den Verdacht auf einen Bandscheibenvorfall aufkommen. Oft steigert sich der Schmerz nachts. Anstrengung und Belastung verstärken die Schmerzen. Übliche Schmerzmittel bringen keine Linderung.

Schweißausbrüche

Viele Borreliose-Patienten klagen über nächtliche Schweißausbrüche an Kopf und Hals, die teilweise so stark sind, dass sie sich nachts vier-, fünfmal umziehen müssen. Speziell bei Frauen in der Menopause besteht die Schwierigkeit, hormonale Hitzewallungen von Fieberschüben zu unterscheiden.

Schwindelattacken

Häufiges Symptom, unter anderem beschrieben von Dr. Hassler, Dr. Satz.

Sehstörungen

(siehe Augen, Seite 30)

Sensibilitätsstörungen

Hautreize, Berührungen werden anders empfunden als gewohnt. Ein Streicheln schmerzt. Ein Griff an den Oberarm löst beim Diagnostiker Verdacht auf Muskelentzündung oder multiple Sklerose aus. Etwas Warmes wirkt heiß. Vermeintliches Ameisenkribbeln irritiert. Durchblutungswellen fühlen sich an, als ob warmes Wasser auf die Haut rinnt. Andere empfinden Kälte, wo keine ist. Fatal ist das Gefühl von Insekten, die sich auf der Haut niederlassen. Wenn man sich erst einmal daran gewöhnt hat, werden tatsächliche Stecher ignoriert.

Spasmen

(siehe Neuroborreliose, Seite 47)

Sprech-, Schreib-, Wortfindungsstörungen

(siehe Neuroborreliose, Seite 47)

Wundgefühl über den Rippen

(siehe Herzbeutelerguss, Seite 35)

Zittern, Taubheitsgefühl, Brennen

(siehe Neuroborreliose, Seite 47)

„Es gibt bei der Borreliose an Symptomen nichts, was es nicht gibt“, umschrieb Dr. Dr. Jozef Rakicky anlässlich des Borreliosekongresses 1997 in Graben-Neudorf die verwirrende Vielfalt der Beschwerden. Als Chefarzt einer Rehaklinik in Flechtingen, Sachsen-Anhalt, wundert ihn nach etlichen hundert Borreliose-Patienten – meist im chronischen Spätstadium (Post-Lyme-Syndrom) – nichts mehr (Weiteres ab Seite 78: Mit Reha Borreliose lindern).

Wer denkt schon an einen Zeckenstich, wenn ihn urplötzlich Erkältungssymptome wie Schnupfen (aber kein Husten) und Temperaturerhöhung bis Fieber heimsuchen. Und das vielleicht mitten im Frühling. Da vermutet man noch eher einen Heuschnupfen als eine Borreliose-Infektion. Und gleich zum Arzt geht dann auch nur der Hypochonder oder jemand, dem ein paar blaue Tage ganz recht kommen. Die so genannten Allgemeinbeschwerden am Beginn einer Borrelieninfektion machen es Patienten wie Ärzten so schwer, die Ursache zu erkennen und dadurch die richtige Diagnose zu stellen. Zudem ist die Symptomatik durch schnelle Wechsel gekennzeichnet, ein Kommen und Gehen der Beschwerden, die vielen Ärzten gerade deshalb unglaubwürdig erscheinen. Die nachstehende Auflistung kann nicht komplett sein, weil sich die Wahrscheinlichkeit der nur imitierten Erkrankung durch bekannte Vorerkrankungen erhärtet oder nicht. Ob mit oder ohne begleitende Ausführungen sollten folgende Diagnosen bei bekannter Borreliose hellhörig machen.

Diagnose Arthritis, Gelenkrheuma, Polyarthritis, Bursitis

Bei Muskelschmerzen, Gelenkschwellungen und -ergüssen, Schleimbeutelentzündungen sowie Entzündungen kleiner Gelenke tippen Ärzte ohne Wissen um einen Zeckenstich fast automatisch auf Arthrose. Die Symptome verführen dazu. Außerdem: Arthrose ist wesentlich häufiger als Borreliose. Nachträglich empfindet man es als unglaublich: Aber selbst beim Nichtvorhandensein typischer Laborparameter, die für Rheuma sprechen könnten, können Borreliosekranke in Rheumakliniken landen, wo sie akut und noch Monate danach mit Kortison und magenbelastenden Rheumamitteln therapiert werden, ohne dass sich ein Erfolg zeigt. Es sind auch Fälle bekannt, wo ein Knieerguss in Unkenntnis der Borreliose fünfzehnmal ohne dauerhaften Erfolg punktiert wurde, bis man dem Patienten schließlich einen Teil des Gelenkflüssigkeit produzierenden Gewebes operativ entfernte.

Diagnose Bandscheibenvorfall

Entzündliche Vorgänge an Nerven und Nervenwurzeln (Neuritiden) erzeugen unerträgliche Schmerzen, die einen Bandscheibenvorfall imitieren. Weil aber ein beträchtlicher Teil der Bevölkerung Bandscheibenvorfälle ohne klinische Beschwerden aufweist, ist es wichtig, vor Ansetzen des Skalpells die richtige Diagnose zu stellen. Denn eine unnötige Operation kann den Patienten noch zusätzlich schädigen

Allerdings ist die klinische Unterscheidung sehr schwierig; sie bedingt Erfahrung und Intuition des Arztes, der nicht jeden Patienten mit „Ischiasbeschwerden" gleich auf Borrelien untersuchen lassen kann. Außerdem können Schmerzen bei echten bandscheibenvorfallbedingten Symptomen auch in Ruhe vorkommen, sodass ein Ruheschmerz nicht die entscheidende Differenzialdiagnose liefern kann.

Diagnose Bindehautentzündung

(siehe Augen, Seite 30)

Diagnose Gefäßbeschwerden

Lebensgefährliche Thrombose lautete die Diagnose, um innerhalb von einer Stunde für mehrere Tage in einer Venenklinik zu verschwinden. Eine wichtige Reise musste abgesagt werden. Ein Fest fand ohne die Hausherrin statt. Und alles nur wegen diagnostischen Stocherns eines Darmstädter Sportarztes, der eine Erklärung für Muskelschmerzen am Bein suchte.

Diagnose Hirnhautentzündung

(siehe Neuroborreliose, Seite 47 und Gehirn, Seite 32)

Diagnose Hornhautentzündung

(siehe Augen, Seite 30)

Diagnose Karpaltunnelsyndrom

Dabei handelt es sich um eine Verdickung der Querbänder an der Hohlhand, die dadurch den darunter liegenden Raum für Gefäße und Nerven einengen und somit die Blut- und Sauerstoffversorgung des Nervs „Nervus medianus" negativ beeinträchtigt.

Besonders nachts und nach körperlicher Arbeit verstärken sich Missempfindungen bis hin zu Schmerzen und Lähmungen an Daumen und den ersten drei Fingern, insbesondere bei der Krümmung. Der Patient wacht auf, schüttelt die Hand und erreicht dadurch eine kurzfristige Linderung der Beschwerden. Die Therapie ist vielfältig. Sie kann lokal mit einer Kortisonspritze oder operativ durch Durchtrennung des verdickten Querbandes durchgeführt werden.

Borreliose kann auch diesen „Nervus medianus“ betreffen, durch Nervenschmerzen ein Karpaltunnelsyndrom imitieren und so zu einer falschen Behandlung bis hin zur unnützen Operation führen.

Diagnose Kiefergelenkentzündung

Wer geht schon zum Internisten, wenn das Kauen im Kiefergelenk schmerzt? Diese Schmerzen können so stark sein, dass man kein Stückchen Brot abbeißen kann und sich auf Bananen und Brei beschränken muss.

Die Zahnarztpraxen kennen diese Symptome hauptsächlich von Patienten, die nachts ihre Probleme durchkauen und mit den Zähnen so stark knirschen, dass sich die Mundwerkzeuge abschmirgeln. Stehen tatsächlich psychische Belastungen im Hintergrund dieser Symptome, ist der Gang zu einem Psychologen angebracht. Doch erst will der Zahnarzt noch etwas verdienen, indem er eine Aufbeißsperre anfertigt. Die löst zumindest das mechanische Problem, indem sie verhindert, dass sich die Zähne beim nächtlichen Kauen aneinander reiben. Aus der Psychologie sind Fälle bekannt, wo am Zähneknirschen gehinderte Patienten instinktiv begannen, die Zunge gegen den Gaumen zu pressen und darauf mit Schmerzen in der Zungenmuskulatur reagierten.

Entspringt die Kiefergelenkentzündung aber der Borreliose, helfen weder Entspannungsübungen noch psycholgische Hilfe und erst recht keine Aufbeißsperre, sondern nur antibiotische Therapie.

Diagnose Multiple Sklerose (MS)

Einige der Borreliosesymptome (Lähmungen, Sensibilitätsstörungen) verführen dazu, an eine MS zu denken. Auch die für beide Erkrankungen typischen weißen Flecken im Gehirn, die im Kernspintomogramm Entzündungsherde anzeigen, verwirren. Letztlich kann aber eine Untersuchung des Nervenwassers (Liquor) das eine vom anderen unterscheiden. Tragisch: Es ist möglich, an Borreliose und Multipler Sklerose gleichzeitig zu erkranken.

Diagnose Regenbogenhautentzündung

(siehe Augen, Seite 30)

Diagnose Sehnenscheidenentzündung

Dieser häufige Überlastungsschmerz durch verkehrtes Greifen oder kraftvolles Hantieren mit Händen und Unterarmen kann tatsächlich durch Fehleinschätzung von Lasten und Kräften kommen. Wenn solche Schmerzen ohne mechanische Begründung auftreten und auch nach Ruhigstellung nicht vergehen, können sie ein Hinweis für eine aktive Borreliose sein.

Diverse Diagnosen

Und auch diese einzelnen Borreliosesymptome lenken den Diagnostiker erst einmal in eine andere Richtung:

- migräneartige Kopfschmerzen
- Muskelschmerzen und Entzündungsherde wie bei Multipler Sklerose
- Fibromyalgien
- das vielbemühte HWS(Halswirbelsäule)-Syndrom
- Schwindelattacken und Sehstörungen
- Lähmungen wie bei einem Schlaganfall
- Herzrasen, starkes Herzpochen
- starkes Schwitzen wie in den Wechseljahren
- Wesensveränderungen wie bei psychischen Krankheiten
- starker Gewichtsverlust wie bei Magersucht
- Gefäßverschlüsse wie bei einem Schlaganfall
- Venenthrombose

Symptom-Tagebuch

Die unglaubliche Vielfalt der Symptome, ihr Zusammentreffen und manchmal schneller Wechsel von einem Körperteil auf das andere, muss schriftlich in einem Symptom-Tagebuch festgehalten werden, weil man sie vergisst, sobald sie vergehen oder von einem schmerzhafteren überdeckt werden. Hilfreich ist auch, sich Kürzel für die Schwere der Beschwerden (zum Beispiel von leicht, erträglich, sehr schmerzhaft bis unerträglich) anzueignen. Hinzu kommen Hinweise über Änderungen, auch Verschwinden der Beschwerden, Körpertemperatur am späten Nachmittag sowie symptombezogene Verlautbarungen Außenstehender, zum Beispiel Zahnarzt, Augenarzt, Masseur.

Typisch für Borreliose ist das Aufflackern der Symptome im Vier-Wochen-Rhythmus. Weil dieser Zeitraum in etwa dem Lebenszyklus der Borrelien entspricht, lässt sich daraus die Anwesenheit lebender Keime ableiten.

Freilich darf man sich nicht hinreißen lassen, jeden querliegenden Pups aufzuzeichnen oder sich Symptome aus diesem Buch anzulesen. Nur die Wahrheit bringt weiter. Denn viele Symptome müssen/können – abgesehen von der antibiotischen Grundtherapie – zusätzlich diagnostiziert und behandelt werden.

Verursachen Borrelien eine Entzündung vor allem der Gefäßwand im zentralen und peripheren Nervensystem, spricht man von Neuroborreliose. Sie äußert sich durch Störungen der verschiedensten Funktionen des Gehirns, des Rückenmarks und der peripheren Nerven. Die Kombinationen sind so vielfältig, dass sie im Einzelnen nicht alle genannt werden können.

> 16 Prozent der an Borreliose Erkrankten erleiden eine Neuroborreliose (Quelle: Wössner, Treib, Ärztezeitung 3/1999).

Stellvertretend für Stadium I sind Kopfschmerzen, zum Teil mit Lichtscheu, Brechreiz, Nackensteifigkeit, Müdigkeit und Reizbarkeit. In Stadium II sind es insbesondere durch eine sich weiter entwickelnde Entzündung verursachte Lähmungen der einzelnen Hirnnerven: Gesichtslähmung, Doppelbilder, Hörstörung, Gleichgewichtsstörung, abstehende Schulter bis hin zu einer echten globalen Gehirnentzündung mit komaähnlichen Zuständen. Wenn das Rückenmark betroffen ist, kann es zu Querschnittslähmung mit schweren Störungen der Mastdarm- und Blasenfunktion kommen. Bei solch gravierenden und deutlichen Symptomen ist heutzutage kaum zu befürchten, dass die entsprechenden Spezialisten (Neurologen) keine Untersuchung auf Borrelien durchführen.

Problematischer können nicht entzündliche, milde einhergehende (blande) Krankheitsverläufe sein, wo die bereits erwähnten Nervenschmerzen nur ein Körperareal oder oft bandscheibenvorfall- oder ischiasähnliche Schmerzen imitieren können (siehe Seite 42: Lyme-Borreliose – Krankheit mit Tarnkappe).

> Häufige Fehldiagnose: Bandscheibenvorfall mit Wurzelläsion (Quelle: Prof. Erich B. Ringelstein, Münster).

Der Abfall der geistigen Leistungsfähigkeit, chronische Müdigkeit, Konzentrationsstörungen, chronische Kopfschmerzen, Gereiztheit und psychische Auffälligkeiten, die oft nur die Umgebung merkt und gnädig verschweigt, können weitere Symptome insbesondere im chronischen Stadium der Borreliose sein. Meist werden solche Symptome von mehr oder weniger ausgeprägten Auffälligkeiten im EEG (Elektroenzephalogramm) begleitet. Auch finden sich oft bei der Messung der Nervenleitgeschwindigkeiten isolierte oder generalisierte Störungen in der Leitungsfähigkeit der einzelnen peripheren Nerven.

Innerhalb des zentralen oder peripheren Nervensystems kann bei einer Neuroborreliose jegliches System betroffen sein. Deshalb muss bei begründetem Verdacht auf eine Beteiligung des Nervensystems an einer Borreliose gezielt nach isolierten Störungen – zum Beispiel der Hörbahn, der Sehbahn, der sensiblen Bahn, der motorischen Bahn, der Gleichgewichtsfunktion – gesucht werden. Eine solche Suche setzt spezielle Kenntnisse und Ausstattung voraus.

Bleibende Symptome (Lyme-Enzephalopathie)

Selbst nach Ausheilen der akuten Borrelieninfektion leiden manche Patienten unter chronischen Beschwerden wie Müdigkeit, Erschöpfung, Konzentrationsstörungen, Schlafstörungen und anderen, ohne dass im Nervenwasser (Liquor) Antikörper gegen Borrelien zu finden sind.

Hier irren viele Gutachter

Abgesehen von den bekannten Problemen in der serologischen Borrelienantikörperbestimmung, die in anderen Kapiteln abgehandelt werden, muss eindeutig festgestellt werden, dass es auch so genannte diffuse Gehirnfunktionsstörungen (Enzephalopathien) geben kann, die als Folge einer Borrelienerkrankung auftreten können und keinesfalls mit Borrelienantikörpern im Nervenwasser begleitet werden müssen. Diese Möglichkeit wird oft von Gutachtern ignoriert oder übersehen, obwohl über sie in der wissenschaftlichen Literatur* berichtet wird. Dies macht die Materie natürlich nur noch schwieriger, da umgekehrt nicht jede Müdigkeit und Konzentrationsstörung bei negativem Liquor als Borreliose bezeichnet werden kann. Die Diagnose einer Borreliose ist also immer ein Puzzle, das aus einzelnen Steinchen durch große Erfahrung und spezielle Kenntnis zusammengefügt werden muss.

* (Vergleich Halperin J.J. et al. 1996 New Neurology)

Als Post-Lyme-Syndrom werden Beschwerden bezeichnet, die selbst nach erfolgreicher Heilung – Verblassen oder Verschwinden der meisten Symptome wie auch der Antikörper – verbleiben, sich auf- und abschwellend lindern, aber nie ganz verschwinden.

Müdigkeit

Nicht zu verwechseln mit Schläfrigkeit, sondern eine Minderung der körperlichen Leistungsfähigkeit, eine Schlaffheit, die keinen Anschluss zum vorherigen Leistungspotenzial erlaubt.

Gelenkschmerzen, Gelenkentzündungen

Röntgenologisch zeigen sich bei der so genannten Lyme-Arthritis oft klassische Befunde einer degenerativen Gelenkerkrankung und Verkalkungen an Sehnen, Menisken und Gelenkknorpeln. Angesichts „seronegativer" (Blut gleich Serum) Befunde besteht für den Patienten die Gefahr, dass klinische Symptome als Alterserscheinungen fehlgedeutet werden. Die oft als HWS-Syndrom pauschalierte Nackensteifigkeit kann einer borreliosebedingten Verkrampfung und damit Verkürzung der Schulter- und Nackenmuskeln entspringen.

Herzprobleme

Erregungsleitungsstörungen, ein vergrößertes Herz, das so genannte Panzerherz (siehe Herzbeutelerguss, Seite 35) und andere Störungen können zu dauerhafter Einschränkung der Leistungsfähigkeit führen.

Störungen am Nervensystem

Chronische Nervenleiden (Neuropathien) sind selten, aber lästig und behindernd für den Betroffenen. Sensibilisierungsstörungen, Missempfindungen entwickeln sich manchmal schleichend. Vor allem entzündete Hautbereiche (Akrodermatitis chronica atrophicans) können sich mit brennenden Schmerzen melden. Muskelkrämpfe, abgeschwächte Muskeleigenreflexe oder leichte Lähmungen können ihre Ursache in einer durchgemachten Borreliose finden.

Um keine mögliche „Borreliose-Phobie“ (Mediziner-Slang) zu schüren, begrenzen wir die Zahl der Spätmanifestationen auf die typischsten Signale. Auch hier gilt: Es gibt nahezu nichts, was es nicht gibt (siehe auch Seite 78: Mit Reha Borreliose lindern).

Ob Borreliose in der Frühschwangerschaft häufig Fehlgeburten auslöst oder nicht, ist heute noch nicht feststellbar, weil in vorhandenen Studien (Williams und Kollegen, 1988, sowie Nadal und Kollegen, 1989) nur die lebend geborenen Kinder infizierter Mütter untersucht wurden und nicht die abgegangenen Feten. Grundsätzlich ist aber bekannt, dass Borrelien durch die Placenta auf das Kind übergehen, wo sie in Gewebe, Gehirn, Leber und Herz feststellbar waren. Der Zusammenhang zwischen Borreliose und plötzlichem Kindstod wird konträr diskutiert. Bis heute gibt es keine Beweise pro oder contra.

Dr. Satz beruhigt in seinem Patientenratgeber (1997), dass auch nach seinen Recherchen das Kind im Mutterleib nicht an Borreliose erkrankt, selbst wenn sich die Mutter in der Frühphase ihrer Schwangerschaft infiziert.

Trudel Zimmermann von der inzwischen aufgelösten Borreliose-Liga kennt wenigstens zwei Frauen, die trotz Borrelieninfektion wahre „Wonneproppen“, in einem Fall sogar Zwillinge, gesund zur Welt brachten.

Therapie

Eine Reihe Antibiotika können eine Schwangerschaft negativ beeinflussen und zur Schädigung der Frucht führen. Deshalb ist es dringend notwendig, die Beipackzettel aller verordneten Medikamente sorgfältig durchzulesen. Bei Redaktionsschluss waren bei folgenden Antibiotika keine Fruchtschädigungen bekannt:

- Erythomycin in Dosierungen von 800 bis 1000 Milligramm alle acht Stunden für ein bis zwei Wochen
- Amoxicillin in Dosierungen von 1000 Milligramm und mehr alle sechs Stunden bis zu sechs Wochen oder 50 Milligramm pro Kilogramm Körpergewicht alle acht Stunden bis zur Dauer von drei Wochen
- Cefuroxim-axetil, wenn Amoxicillin versagt. Dosierungen möglich bis 1000 Milligramm und mehr, alle zwölf Stunden bis zu sechs Wochen
- Ceftriaxon (Rocephin)
- Cefotaxim (Claforan)

Bekannt sind schädigende Nebenwirkungen bei

- Tetracyclinen (Doxycyclin, Vibramycin, Supracyclin, Doxymerck)
- Azalide/Makrolide (Zithromax, Cyllind, Rulid)

Borreliose bei Kindern

Während Erwachsene Zeckenstiche häufiger in die unteren Extremitäten erleiden, geschieht dies bei Kindern – wohl auf Grund ihrer geringeren Körpergröße – überwiegend im Kopf-Hals-Bereich und in den Achseln. Das könnte ein Grund sein, warum Erwachsene vorwiegend Beschwerden in den unteren Körperteilen verspüren. Kinder hingegen weisen häufiger neurologische Symptome, besonders in Form von Gesichtslähmungen oder Hirnhautentzündungen auf (Quelle: Ärztezeitung, Kinderärztin Dr. Isabell Hörnig-Franz, Münster).

Ende 1998 warnte das Robert-Koch-Institut (RKI) in Berlin seine ärztlichen Kollegen vor scheinbar unerklärlichen Fällen chronischer Gelenkentzündungen (Arthritiden) bei Kindern. Weil sich Kinder in der Regel an einzelne Zeckenstiche nicht erinnern, muss der Arzt schon auf die Idee kommen, nach Borreliose zu forschen. Selbst bei negativem Antikörpertest – so das RKI – müsse die Diagnose Lyme-Arthritis im Auge behalten werden. In der Ambulanz der Medizinischen Hochschule Hannover fand man etwa fünf bis zehn Prozent der Arthritiden, mit denen Kinder und Jugendliche kommen, durch Borrelien bedingt. Als sicherer Nachweis empfiehlt sich auch hier ein hoher Spiegel von IgG-Antikörpern oder fünf und mehr IgG-Nachweisbanden im Western-Blot-Immuntest.

Auch für Kinder gilt, dass sie bei diagnostizierter Borreliose schnellstmöglich mit Antibiotika behandelt werden müssen. Je früher die Therapie beginnt, umso größer sind die Chancen der vollständigen Heilung. Allerdings ist wie bei Erwachsenen Geduld nötig. Mit zwei Wochen Antibiotika schlucken ist es nicht getan. Das RKI berichtete, dass es bis zu drei Monate dauern kann, bis die Symptome zurückgehen. Auch danach muss in Einzelfällen mit Infusionen weiterbehandelt werden. Weil Doxycyclin bei Kindern Zahnverfärbungen verursachen kann, weichen manche Ärzte bis zum 14. Lebensjahr auf Amoxicillin aus.

Borreliose ist eine Krankheit, die der Arzt dem Patienten glauben muss. Zwar setzt das Erythema migrans zum Beginn der Erkrankung einen wichtigen Diagnosepunkt. Aber wer rennt schon wegen eines roten Rings oder Flecks gleich zum Arzt, wenn man die Herkunft nicht kennt.

Auch ein abgerissener Zeckenleib, ein steckengebliebener Zeckenkopf oder allein die Gewissheit, dass man eine saugende Zecke gesehen habe, erleichtern die Glaubwürdigkeit, um den Detektiv im Arzt zu wecken – allerdings nur, wenn er neugierig ist.

Suchdienste

So genannte Arzt-Suchdienste sollten genauso wie Anwalt-Suchdienste mit Vorsicht genossen werden. Ärzte können sich dort je nach Fach- oder Interessensgebiet eintragen lassen. Schwachpunkt: Kaum jemand – auch nicht die Ärztekammern – kontrollieren, ob ein Arzt bereits tief im Thema steckt oder erst auf Kosten der Patienten Erfahrung sammeln will.

ASS-Datenbank, Telefon 0130-739009, Montag bis Freitag, kostenlos, daher stark frequentiert. Bis Redaktionsschluss konnte man – obwohl dort mehr als 60 000 Ärzte registriert sind – lediglich auf einen einzigen Arzt für Borreliose in Lübeck verweisen. ASS entstand Anfang 1996 als Stiftung. Kapitalgeber ist ein einziger Mensch, ein Arzt, der anonym bleiben möchte.

MD Medicus, Telefon 0621-549000, ist Europas einziges medizinisches Call-Center, in dem Ärzte sowohl Ärzte als auch Patienten telefonisch über Therapie und den geeigneten Arzt beraten. Finanziert wird dieser Service über rund 60 private und gesetzliche Krankenkassen. Die großen gesetzlichen Krankenkassen wie AOK, DAK oder BEK seien nicht dabei, würden aber auf besonderen Antrag schon mal die Kosten übernehmen. Eine Arzt-Therapie-Recherche kostet zwischen 50 und 130 Mark. Einer dreimaligen Bitte der Autoren, zu beweisen, was man könne, kam man aber trotz Versprechung nicht nach.

Den Service eines **kostenlosen Patienten-Lotsendienstes** leisten zunehmend private Krankenversicherungen und einige Verbraucherzentralen, sodass es sinnvoll ist, erst einmal in der näheren Umgebung zu recherchieren.

Topmedic, Telefon 0190-793979, 2,40 Mark pro Minute. Hinter dem Kunstnamen steht Andrea Husmann aus Höhenkirchen bei München mit einem Team medizinisch geschulter Mitarbeiter. Als selbst Betroffene einer chronischen, vor fünf Jahren noch reichlich unerforschten Erkrankung gründete sie zusammen mit ihrem Mann (kein Arzt) nach der für Borreliose typischen Ärzte-Odyssee diesen Ärzte- und Klinik-Suchservice. Da sensibilisiert für Borrelioseschicksale, ist von dieser Seite vermutlich am meisten Engagement zu erwarten.

Den vertrauenswürdigen Arzt zu finden, der sich nicht nur mit Borreliose beschäftigt hat, sondern darüber hinaus sein Wissen auf dem neuesten Stand hält, ähnelt manchmal noch einem Lottogewinn. Am sichersten sind die Empfehlungen von Betroffenen. Bei den Selbsthilfegruppen sammeln und bündeln sich Erfahrungen – positive und negative.

Mundpropaganda: Mit Vorsicht zu genießen

Trotzdem kann man sich nicht auf Bewertungen einzelner Patienten – egal ob gut oder nicht gut – verlassen. Der gleiche Arzt kann durchaus kompetent und hilfreich für den einen Patienten und bei einem anderen am Ende seiner Kompetenz oder Geduld angelangt sein. Patienten, die nicht zuhören, sondern nur unstrukturiert über ihre Gebrechen lamentieren, sind nicht weniger belastend für eine bilaterale Zusammenarbeit wie Ärzte, die ihre Fragen schneller stellen, als man sie beantworten kann. Auch beim Arzt-Patienten-Verhältnis spielen Sympathie, Würde, Akzeptanz und Fairness eine ausschlaggebende Rolle, die entscheidend ist für Glaubwürdigkeit, Vertrauen und Engagement.

Ärzte, die sich auskennen

Niemand darf erwarten, auf Anhieb den richtigen Diagnostiker zu finden. Entscheidend ist die Art der Symptome. Reine Borreliose-Fachärzte gibt es nicht.

Mit ersten Allgemeinsymptomen wie Erkältungserscheinungen, Abgeschlagenheit, Gliederschmerzen ist man zunächst beim Hausarzt (auch Facharzt für Allgemeinmedizin) gut aufgehoben. Er sollte ein Erythema migrans richtig deuten können, und er wird eine Blutuntersuchung veranlassen. Falls er dies früher als sechs Wochen nach dem vermutlichen Zeckenstich veranlassen will, weiß er entweder nicht, dass sich Antikörper erst allmählich bilden oder der Patient hat von mehreren Zeckenstichen in der Vergangenheit erzählt. Es ist aber auch möglich, dass er eine Art Nullabgleich für später sichtbare Titer und Titererhöhungen darstellen will.

Wenn man mit der Wanderröte zum Hautarzt geht, vergrößert sich die Chance, nicht erst mit einer Salbe abgewimmelt zu werden. Hautärzte beschäftigen sich schon viele Jahre mit Borreliose-Infektionen und deren Hautsymptomen.

Internisten, vorzugsweise solche mit Zusatzausbildung zum Rheumatologen, befinden sich meist auf aktuellem Wissensstand, auch wenn viele Borreliosepatienten mit rheumatischen Symptomen erst mal in der „Rheumaschublade" landen.

Auch unter den Orthopäden gibt es die Fachausbildung zum Rheumatologen. Allerdings fehlt ihnen das internistische Spezialwissen. Trotzdem ist diese Fakultät in bestimmten Fällen hilfreich, wenn es darum geht, Beschwerden des Bewegungsapparats abzugrenzen, ob sie nun von der Borreliose oder von Unfällen oder altersbedingtem Verschleiß kommen.

Neurologen, die Fachärzte für das Nervensystem, sind die gefragten therapeutischen Partner bei Neuroborreliose, vor allem bei Lähmungserscheinungen und Gehirnleistungsstörungen.

Kardiologen sind notwendig, wenn die Borreliose zu Erkrankungen des Herzens oder zumindest zu einem Verdacht führte.

Weil Borreliose verschiedene Augenerkrankungen und Sehschwächen auslösen kann, ist auch der Augenarzt ein möglicher Partner.

Wichtige Anlaufadressen sind einige (nicht alle) Unikliniken, sofern sie mit Veröffentlichungen zum Thema Borreliose in Erscheinung getreten sind. Meist sind es auch hier nur bestimmte Fakultäten wie die Augenklinik oder die Kardiologie, die Borrelioseforschung intensiv betreiben. Die Anwesenheit eines bestimmten Arztes, der über spezielle Symptome der Borreliose publiziert, bedeutet nicht automatisch, dass man mit sämtlichen Symptomen gut aufgehoben ist.

Niemand glaubt mir

Negative Laborwerte und trotzdem Symptome? So ergeht es vielen Patienten, die ihren kompetenten, aufgeschlossenen, wissensdurstigen und neugierigen Arzt nicht gefunden haben. Da verweigern Ärzte die antibiotische Therapie und behandeln Patienten wie Hypochonder und Simulanten. Schlimmstenfalls schicken sie sie in die Psychiatrie (siehe Seite 113: Schicksale aus der Praxis).

Weil Borreliose eine Vielzahl von Erkrankungen imitiert, gilt es, diese Symptome abzuklären. Der Begriff „Borreliose-Hysterie" stammt von Medizinern, die reichlich Umgang mit Patienten hatten, deren Symptome und Laborwerte nicht eindeutig in Einklang mit der Schulmedizin zu bringen waren. Ein böser Begriff, der Hilfe suchenden Patienten die Würde abspricht. Viel Rückgrat und Aufmüpfigkeit sind nötig. Karlheinz Hermann, ein engagierter Betroffener aus Karlsdorf-Neuthard, formuliert es ganz treffend: „Man muss den Patienten einen Korsettstab ins Kreuz bauen!"

Vom Umgang mit Arzt-Argumenten

Weil Menschen (nicht nur Ärzte) ihre Inkompetenz bevorzugt durch Ruppigkeit und Abwimmeln überspielen, entwickelte der Borreliose-Selbsthilfe-Verein Heidenheim/Brenz e.V. eine Liste von Gegenargumenten, die sich individuell ausbauen lassen (siehe Selbsthilfegruppen ab Seite 115).

Wenn der Arzt sich weigert

Die Deutsche Gesellschaft für Versicherte und Patienten (DGVP) empfiehlt, den Arzt zu wechseln, wenn man folgende Sparversuche am Patienten entdeckt:

- Der Arzt sagt dem Patienten, er könne das bisher erbetene Medikament nicht mehr verschreiben, weil das Budget erschöpft sei und er es selbst bezahlen müsse.
- Der Arzt stellt fest, für die erbetene Behandlung sei kein Geld mehr da, bietet aber eine Alternative an, die der Patient bezahlen soll.
- Der Arzt verordnet einem chronisch Kranken nur noch einen Teil der benötigten Arzneimittel und fordert ihn auf, den Rest selbst zu bezahlen.
- Der Arzt berichtet, er dürfe ein Mittel nicht mehr verordnen, weil es „umstritten" sei.

Der DGVP empfiehlt bei berechtigten und doch verweigerten Ansprüchen, sich an die Krankenkasse oder an das Gesundheitsministerium des jeweiligen Bundeslandes zu wenden (Quelle: Ärztezeitung 6. 8. 99).

Sparzwang mit Folgen

Seit 1. Juli 1999 gelten für Laboruntersuchungen neue Kriterien. Niedergelassene Ärzte können Labortests nicht mehr im gewohnten Umfang veranlassen. Sie müssen mit einem festgelegten Budget auskommen, das sich an Mittelwerten orientiert. Das bedeutet, dass notwendige Labortests den Kassenpatienten vorenthalten werden können, unabhängig davon, ob ein Arzt in einer Gegend mit hohem oder niedrigem FSME- und Borrelioserisiko tätig ist. Es ist aber unmöglich, als Kassenpatient die Laboruntersuchung selbst zu bezahlen. Der gesetzlich versicherte Kassenpatient muss sich dann einen Arzt suchen, dessen Budget noch nicht ausgeschöpft ist.

Es kommt noch schlimmer. Bei Redaktionsschluss stand fest, dass Ärzte einen Wirtschaftlichkeitsbonus bis zu 15 600 Mark pro Quartal erhalten können, wenn sie keine Tests veranlassen, die über ihre Pauschale hinausgehen. Ist der Arzt hingegen bereit, seinen Bonus zum Wohle der Patienten aufzubrauchen, handelt er unwirtschaftlich und es droht ihm eine Wirtschaftlichkeitsprüfung (Quelle: Rheinischer Merkur 25/99).

So steht es im Gesetz

§ 1, Absatz 2, Berufsordnung für Ärzte:

Aufgabe des Arztes ist es, das Leben zu erhalten, die Gesundheit zu schützen und wiederherzustellen sowie Leiden zu lindern.

Der Arzt übt seinen Beruf nach den Geboten der Menschlichkeit aus. Er darf keine Grundsätze anerkennen und keine Vorschriften beachten, die mit seiner Aufgabe nicht vereinbar sind oder deren Befolgung er nicht verantworten kann.

§ 223, Absatz 1 StGB Körperverletzung:

Wer eine andere Person körperlich misshandelt oder an der Gesundheit schädigt, wird mit Freiheitsstrafe bis zu fünf Jahren oder mit Geldstrafe bestraft.

Absatz 2:

Der Versuch ist strafbar.

§ 323 e StGB, Unterlassene Hilfeleistung:

Wer bei Unglücksfällen oder gemeiner Gefahr oder Not nicht Hilfe leistet, obwohl dies erforderlich und ihm den Umständen nach zuzumuten, insbesondere ohne erhebliche eigene Gefahr und ohne Verletzung anderer wichtiger Pflichten möglich ist, wird mit Freiheitsstrafe bis zu einem Jahr oder mit Geldstrafe bestraft.

„Die Verdachtsdiagnose Lyme-Borreliose wird vermutlich zu häufig gestellt", orakeln immer wieder Ärzte, die auch für das Schlagwort „Borreliose-Phobie" zuständig sind. Erscheinen solche Äußerungen dann auch noch in der Standespresse, fühlen sich niedergelassene Ärzte darin bestätigt, dass man dieses Thema ruhig etwas vernachlässigen könnte. Als Tongeber dienen oft auch Studien in bestimmten Landstrichen mit auffallend wenig Borrelienbefall in Zecken. Die jeweiligen Landesgesundheitsämter können Auskunft geben, wie aktuell solche Studien sind und wer sie durchführte.

Tatsache ist, dass es heute noch nicht möglich ist, eine Borreliose definitiv zu bestätigen. Der Weg zur Diagnose mit größtmöglicher Sicherheit besteht aus einem Puzzle, das im günstigsten Fall Teilchen für Teilchen vom Patienten und seinem Arzt zusammengesetzt oder verworfen wird. Besonders im Spätstadium ist es oft nur noch möglich, eine Borreliose auf dem Weg der Ausschluss-Diagnostik zu erkennen. Dabei wird geklärt, welche Krankheiten man nicht hat. Aber auch das ist ein Puzzle, das nicht leichtfertig zusammengeschustert werden darf, bis es passen könnte.

Blut (Serum)

Eine übereifrige, durch einen Borreliose-Zeitungsartikel sensibilisierte Arzthelferin veranlasste bei einem Patienten, der am Vortag von einer Zecke gestochen wurde, sogleich einen Borreliose-Antikörpertest. Der war natürlich negativ.

Gleichsam ist eine Blutkontrolle direkt nach dem Zeckenstich insofern hilfreich, dass man Normalwerte (Ausgangstiter) erhält und an deren Veränderung im Laufe von Wochen und Monaten an der Titerbewegung erkennen kann, ob eine Infektion vorliegt. Ein bisschen Zeit braucht unser Körper schon, um sich gegen unwillkommene Eindringlinge zu mobilisieren und dies mit Antikörpern im Blut anzuzeigen.

Problematik der Laborverfahren

Es gibt noch keine einheitlichen Standards, um Blut auf Borrelien zu untersuchen. Noch mixt sich jedes Labor sein eigenes Süppchen, das selbst innerhalb ein und der gleichen Region unterschiedliche Ergebnisse signalisiert. Wenn sich jemand mit Borrelien afzelii infizierte, im Labor aber mit Borrelien garinii, also einem völlig anderen Stamm hantiert wird, werden Borrelieninfektionen bis zu 20 Prozent nicht erkannt.

Vorhandene Antikörper lassen sich im Blut nur dann nachweisen, wenn das korrespondierende Antigen im Reagenzglas des Labors vorhanden ist. Deshalb sollte sich der Arzt über die in seinem Labor eingesetzten Methoden informieren und gegebenenfalls ein zweites Labor heranziehen. Schon heute minimiert man diese Problematik in den USA und in Deutschland durch Ringversuche, wobei Serumproben von erkrankten und nicht erkrankten Patienten reihum zu einer Serie von Labors geschickt werden.

Ein Labor kann das Ergebnis einer Blutuntersuchung besser interpretieren, wenn es Informationen über den klinischen Zustand (Symptome und stattgefundene Therapien) erhält. Ein aktuell gehaltenes Symptom- und Therapie-Tagebuch nützt auch in vielen weiteren Fällen, besonders bei der Odyssee von Arzt zu Arzt, bei Gutachten und eventuellen Versicherungsangelegenheiten.

Antikörper

Unser Körper ist in der Lage, Eindringlinge zu erkennen, zu orten und sich mit ihnen strategisch auseinander zu setzen. Die Labordiagnostiker nennen das „Immunantwort“. Das menschliche Immunsystem bildet Antikörper, zunächst der IgM-Klasse. Sie signalisieren eine frische Infektion. In späteren Krankheitsstadien bilden sich Antikörper der IgG-Klasse. Die Konzentration dieser Antikörper nennt der Arzt Titer.

Titerwerte zeigen keine Borrelienmengen an, sondern symbolisieren verschiedene Stufen der Antikörperkonzentration, zum Beispiel im 80er-Schritt. 1 : 640 ist also die vierte Stufe, beginnend von 1:80 um mindestens zwei Stufen. Ansteigende Titer-Zahlen sprechen für Reaktivierung, für das Wiederaufblühen der Infektion. Trotzdem darf man sich an solchen Werten nicht festklammern, weil sie in jedem Labor anders ausfallen. Normwerte bei IgM und IgG sind willkürlich festgesetzte Werte, die zur Orientierung dienen, ob eine Auseinandersetzung mit dem Erreger stattgefunden hat oder nicht. Diese Normwerte entsprechen den Antikörperwerten von nicht erkrankten Patienten.

In der Regel sind Antikörper nachweisbar, solange die Infektion vorhanden ist. Auch bei langjährigen Borreliosen sind Antikörper eine Maßeinheit für die Intensität der Erkrankung. Es gibt aber auch genügend Fälle, wo klinische Symptome anhalten, obwohl keine Antikörper zu sehen sind.

Problematisch ist, dass sich die Immunantwort unseres Körpers gegen unterschiedliche Bestandteile von Borrelien richtet. Besonders die äußere Oberfläche und das zwischen äußerer und innerer Membran befindliche Eiweißprotein Flagelin stehen im Zusammenhang mit der Antikörperbildung. Weil Borrelien aber keine Klons oder gleichartigen Mehrlinge sind, sondern wie eine Familie als Gruppe heterogener Individuen gesehen werden müssen, können die Laborergebnisse nur ein begrenztes Echo auf diese variierenden Eindringlinge wiedergeben.

Falsch-positiv, falsch-negativ

Makaber: An hohen oder niedrigen Titern, positiven oder negativen Laborparametern scheitern rechtzeitige und damit wirksame Therapien, die Glaubwürdigkeit der Symptome, die Ansprüche an gesetzliche (Berufsgenossenschaften) und private Unfallversicherungen sowie das wünschenswerte Vertrauensverhältnis zwischen Arzt und Patient. Die Borreliose-Selbsthilfegruppen sind voll von Erkrankten, deren Blutbilder nicht das Ausmaß ihrer Leiden widerspiegeln.

Dr. Hassler mutmaßte 1996, dass das von den Borrelien gebildete Glykoprotein als Schutzmantel gegen Antibiotika gleichzeitig IgM-Antikörper des Menschen an sich bindet. Das Immunsystem erkennt die Erreger nicht und kann sie daher auch nicht eliminieren. Dies wäre eine weitere Erklärung für Seronegativität trotz vorhandener Borreliose (siehe auch Seite 76: Borrelien verändern ihre Oberfläche).

Hohe IgM-Titer können beim Vorhandensein des Rheumafaktors falsch-positiv sein. Auch eine Infektion mit dem Epstein-Barr-Virus (Herpes) kann zu einem falsch-positiven Befund führen. Solche Fälle lassen sich abgrenzen, weil in ihrem Krankheitsverlauf die IgG-Antikörper nicht ansteigen, wie es bei der Borreliose typisch ist.

Aber nicht falsch-positive, sondern vielmehr falsch-negative Antikörpertiter begründen das Problem, das Borreliose-Erkrankte zu Hypochondern und Psychokrüppeln abstempelt. Leider wächst erst mit der Dauer der Erkrankung die Wahrscheinlichkeit, ein allen Borrelienstämmen gemeinsames Antigen anzutreffen.

Seronegative Borreliose

Viel Leid und Unverständnis mussten und müssen noch Borreliosepatienten erdulden, die zwar typische Borreliosesymptome aufweisen, aber nicht die eindeutigen Blutwerte der Schulmedizin. Der Begriff „seronegativ“ ähnelt einem Urteil, mit dem Gutachten abgeschmettert und Leistungen versagt werden. Dagegen muss man sich wehren und auf Ausschluss-Diagnostik und wiederholte Laboruntersuchungen mit anderen Verfahren (zum Beispiel PCR) bestehen (siehe auch Seite 75: Gründe für Therapieversager).

Wissenschaftler, die das Vorliegen einer Borreliose bei negativen Antikörpertitern bejahten:
Professor Dr. med. Gerd. R. Burmester, 1992, Dr. med. Susanne Priem, 1998, beide Charité, Berlin, 1998. Dr. med. Joseph J. Burrascano jun. in seinen Richtlinien für Diagnostik und Therapie, erstmals erschienen 1996 als Übersetzung von Dr. med. Helmut A. Zappe, Uniklinik Heidelberg. Wird regelmäßig aktualisiert. Dr. med. Hans Horst, Lüneburg, 1997 und früher in seinem Buch „Einheimische Zeckenborreliose (Lyme-Krankheit) bei Mensch und Tier". Privatdozent Dr. med. Matthias Volkenandt, Professor Dr. med. Gerd Plewig, Dermatologische Klinik der Uniklinik München, in einem Kongressbericht aus 1996. Dr. med. Norbert Satz, Zürich.

Klar ist bis heute auch noch nicht, ob eine vorangegangene antibiotische Therapie oder die Einnahme von Kortison die Immunantwort des Körpers beeinflussen. Dr. Hans Horst berichtet in seinem Buch von Fällen, die erst nach einer antibiotischen Therapie seropositiv wurden. Dr. Burrascano rät bei der Diagnose einer Spätborreliose, die PCR-Untersuchung erst dann durchzuführen, wenn der Patient wenigstens sechs Wochen lang keine Antibiotika eingenommen hat (siehe auch Seite 21: Doppelinfektion Ehrlichiose und Borreliose).

Diagnostische Möglichkeiten

Bis zu 20 bis 25 Prozent aller Laboranalysen sind falsch, signalisiert der Karlsruher Laborarzt Dr. Hans Ehrfeld. Folgende Methoden werden in der Routinediagnostik eingesetzt:

1. ELISA

Dieser Test verläuft wie der Immunfluoreszenz-Test, jedoch werden die Antikörper mit dem Fotometer gemessen. Schwachpunkt: falsch-positive Ergebnisse auf Grund kreuzreagierender Antikörper.

2. Immunfluoreszenz-Test

Borrelien werden auf einen Glasobjektträger gebracht und mit Blut des Patienten versetzt. Vorhandene Antikörper, die sich an den äußeren Strukturen der Borrelien anlagern, werden durch Farbstoffe sichtbar fürs Mikroskop. Schwachpunkt: Auf Grund kreuzreagierender Antikörper kann dieser Test zu falsch-positiven Ergebnissen führen.

3. Indirekter Hämagglutinations-Test

Dieser Suchtest erfasst alle vorhandenen IgG- und IgM-Antikörper. Kreuzreaktionen sind jedoch möglich. Vorteil: Er ist einfach und preiswert zu handhaben. Im positiven Fall kann dann mit spezifischen Methoden weiter gesucht werden.

4. Western-Blot

Dieser Test ist teuer, nicht jedes Labor führt ihn durch und außerdem braucht es dazu viel Fachwissen, das nicht in jedem Labor vorhanden ist. Aus finanziellen Gründen wird er oft nicht gemacht. Nachhaken! Für diesen Test werden Borrelien zu einer „Suppe" aufgekocht, damit sie in ihre unterschiedlichen Bestandteile zerfallen, deren Eiweiße sich dann auf einem Trägermaterial (Gel) sortieren. Es bilden sich so genannte Banden mit unterschiedlichen Molekulargewichten, gemessen in kD (Kilodalton, sprich „Kilodolten"). Darauf wird das menschliche Serum gegeben und die Auseinandersetzung der Antikörper mit den aufgeschlüsselten Antigenen beobachtet. Dieser, auch Immunoblot genannte Test gibt mit seiner Darstellung der Antigen-Antikörper-Reaktion Aufschluss über den zeitlichen Krankheitsverlauf. Markierend für Borreliose sind die Banden 18, 23, 24, 25, 31, 34, 39, 83 und 93. Komplett sieht man sie nie, sondern immer nur einige. Was sich fast immer zeigt, sind die kreuzreagierenden Banden 41, 60, 66 und 73, die nichts mit Borreliose zu tun haben.

Anhand der im Western-Blot sichtbaren Antikörper lässt sich zusätzlich zu den klinischen Symptomen auf das jeweilige Krankheitsstadium schließen. Doch das ist nicht die Norm. Es kommt auch vor, dass bestimmte Antikörper, die normalerweise spät auftreten, schon in früheren Stadien sichtbar werden. Hundertprozentig ist diese Methode zwar auch nicht, aber sie wird besonders in fortgeschrittenen Stadien als am zuverlässigsten erachtet, vorausgesetzt man kann sie richtig, weder über- noch fehlinterpretieren. Idealerweise strengt ein Arzt einen Antikörper-Suchtest (Immunfluoreszenztest oder ELISA) in Kombination mit dem Western-Blot an.

5. Rapid-Scope

Ein Ende 1998 von Dr. Satz mit der Firma Microscobe entwickelter Schnelltest, eine Art Mini-Western-Blot, lässt sich auch von ungeschultem Personal mit einem Blutstropfen durchführen. Innerhalb von fünf Minuten kann das Resultat abgelesen werden: Wird das Antikörper-Antigen p39, eine Bande des herkömmlichen Western-Blots, sichtbar, gilt der Test als positiv. Keine Anzeige bedeutet negativ. Die Empfindlichkeit liegt bei 98 Prozent. Die Einbeziehung weiterer Banden ist geplant.

Besonderheit bei Neuroborreliosen

Weil vor allem bei beginnenden Neuroborreliosen nicht immer Antikörper im Blut zu finden sind, wird zur Diagnose gleichzeitig eine Liquor-Untersuchung hinzugezogen. Blut wie Liquor sollten zeitgleich entnommen werden.

6. Polymerase-Kettenreaktion (PCR)

Dieser Erregernachweis findet nicht über die immunologische Auseinandersetzung des Organismus statt, sondern der Erreger selbst wird entlarvt. Mit dieser Methode konnte erstmals festgestellt werden, dass man mit allen drei Borrelienstämmen (afzelii, garinii und senso stricto) gleichzeitig infiziert sein kann. Mit PCR lassen sich Erreger in Urin, Gelenksputat, Liquor und Haut finden. Weil Borreliose eine Infektion der tief liegenden Gewebe ist, werden Borrelien nicht automatisch in allen Körperflüssigkeiten entdeckt. Das erklärt, dass der hochspezifische PCR-Test trotz Krankheitsaktivität durchaus auch negativ ausfallen kann (Burrascano).

Die Polymerase-Kettenreaktion ist sehr teuer. Dabei wird die Erreger-DNA außerhalb des lebenden Organismus (in vitro) vermehrt und dadurch nachweisbar. Am aussichtsreichsten ist dieses Verfahren, wenn man den Urin an einem Morgen abnimmt, an dem man besonders unter Borreliose-Symptomen leidet. So hochspezifisch PCR Borrelien aufspüren kann, sie sind trotzdem nicht selbstverständlich in den objektiv zirkulierenden Körperflüssigkeiten enthalten. Aussichtsreichere Diagnose verspricht das Sammeln mehrerer Proben von verschiedenen Körperflüssigkeiten und Ausscheidungen. Die diagnostische Bedeutung des Borreliennachweises im Urin ist noch umstritten.

Das wichtigste bei der Harngewinnung ist, dass das Probenmaterial nicht durch anderweitige Erreger von außen verunreinigt wird. Deshalb müssen keimfreie (sterile) Behälter benützt werden. Selbstausgespülte Behältnisse können auf Grund von Spülmittelresten abenteuerliche Ergebnisse hervorbringen.

7. Liquor

Liquor cerebrospinalis ist Flüssigkeit aus dem Gehirn-Rückenmark. Befinden sich darin Borrelien, spricht man von Neuroborreliose. Je länger eine Borreliose andauert, umso niedriger wird die Wahrscheinlichkeit, im Liquor Borrelien zu finden.

Liquor wird mit einer Spritze (Punktion) aus dem Rückenmarkskanal entnommen. Eine Liquorpunktion sollte am Ort des Labors durchgeführt werden, weil sich der

Liquor bereits zwei Stunden nach Liquorentnahme verändert und zu Fehldiagnosen führt. Liquor wird mit PCR (siehe Punkt 6) untersucht.

8. Anzucht

Weil sich unter Borreliose Ergüsse in den Gelenken bilden, versuchen Experten immer wieder, aus der Ergussflüssigkeit Borrelien zum Nachweis ihrer Existenz heranzuzüchten. Die medizinische Literatur dazu quittiert solche Vorhaben mit „Gelingt fast nie“. PCR mit Gelenkpunktat ist erfolgversprechender als die Kultur. Aber auch hier sind falsch-negative und falsch-positive Ergebnisse nicht auszuschließen (Quelle: Labor von Prof. Brade, Uniklinik Frankfurt am Main, 1999).

Zweifel nach Borreliose-Re-Infektionen, die manchmal mit massiven Hautschädigungen, starkem Juckreiz und Aufsammlung eher typischer Hautkeime einhergehen, können durch Borrelienanzucht aus Hautgewebe ausgeräumt werden.

9. Apparative Diagnosemöglichkeiten

Mit dem Elektro-Akupunkturtest lasse sich eine Borreliose so gut wie ein drohender Meteoriteneinschlag diagnostizieren, meint Dr. Hassler. Also wenden wir uns seriöseren Methoden zu.

Kernspintomographie (MRT)

Diese hoch empfindliche Untersuchungstechnik basiert auf dem Phänomen der Kernresonanz von Wasserstoffatomen im untersuchten Gewebe innerhalb eines künstlich erzeugten elektromagnetischen Feldes. Sie dient zur anatomischen Darstellung von Organen und deren krankhaften Veränderungen, im Falle der Borreliose zur Diagnose von Gehirn- und Rückenmarksveränderungen.

Problematisch dabei ist, dass Entzündungsherde im Gehirn, die sich als weiße Flecken auf dem Bild zeigen, bei Borreliose genauso typisch aussehen wie bei Multipler Sklerose und Herpesenzephalitis. Klarheit bringt dann die Liquoruntersuchung.

Positronen-Emissionstomographie (PECT)

Das rechnergestützte Schichtaufnahmenverfahren zur Darstellung von Organen wie das Gehirn kann charakteristische Auffälligkeiten darstellen, die auf eine Borreliose hinweisen.

10. Ausschluss-Diagnostik

Bei Borreliose sind Werte der Blutsenkungsgeschwindigkeit und C-reaktivem Protein fast immer normal.

Abzugrenzen sind Morbus Reiter, Morbus Bechterew mit peripherer Gelenkbeteiligung, reaktive Arthritiden, Löfgren-Syndrom, Kristallarthropathien, Psoriasis-Arthritis, Morbus Behcet, rheumatoide Arthritis, Erkrankungen, die hier nicht näher erläutert werden können.

12. Elektro-Akupunktur

Die Treffsicherheit, eine Borreliose mit diesem Gerät aufzuspüren, wird von der Schulmedizin als Lotteriespiel abgetan.

Immer und immer wieder appelliert Dr. med. Joseph J. Burrascano jun. aus East Hampton, N.Y., in seinen regelmäßigen Verlautbarungen an Ärzte und Patienten, das Konzept einer „therapeutischen Allianz" zwischen Betreuer und Patienten einzuhalten. Das bedingt, dass der Patient als Teil des medizinischen Teams selbst Verantwortung für die Einhaltung ärztlicher Empfehlungen übernimmt, indem er für seine bestmögliche körperliche Verfassung sorgt und offen über jedwede Probleme und Beschwerden berichtet. Aber auch die betreuenden Ärzte sind gehalten, dem Patienten gewissenhaft zuzuhören und seine manchmal absonderlichen oder unzusammenhängenden Beschwerden nicht abzuwürgen, auch wenn sie nicht plausibel erscheinen.

Wissen bündeln

Die Problematik, dass unterschiedliche Symptome behandelnde Ärzte nicht miteinander kommunizieren und dass Borreliose – mit Ausnahme der Bundesländer Berlin, Brandenburg, Sachsen und Thüringen – im Gegensatz zur FSME noch nicht meldepflichtig ist, zwingt den kompetenten Patienten zur Informationsstrategie. Weil nur die Vielzahl der Borreliosesymptome ein beurteilungswertes Gesamtbild erzeugen, sollten Befunde kopiert und ausgetauscht werden.

Der richtige Zeitpunkt

Es soll Ärzte geben, die prophylaktisch nach einem Zeckenstich sofort Antibiotika verordnen. Das hat nur Sinn, wenn die Zecke untersucht und für borrelienpositiv befunden wurde. Aber das macht niemand. Weil solche Tests nicht hundertprozentig positiv oder negativ ausfallen, raten Ärzte erst einmal zum Abwarten und Beobachten möglicher Symptome. Die segensreiche Wirkung von Antibiotika sollte nur auf die Fälle beschränkt werden, wo sie wirklich gebraucht wird. Das Erythema migrans ist allerdings der „Startschuss", ab dem unbedingt therapiert werden soll.

Mit Borreliose erfahrene Mediziner sind sich einig, dass eine Behandlung der Borreliose in jedem Stadium sinnvoll ist. Je früher therapiert wird, umso größer sind die Chancen auf vollständige Heilung.

In den meisten Fällen einer schnell geheilten Borreliose bleiben keine dauerhaften Schäden zurück. Je länger und schwerer die Borreliose allerdings vorliegt, umso weniger ist der Körper in der Lage, sämtliche Defekte zu reparieren. Aber selbst nach jahrzehntelangem Leiden besteht die Möglichkeit, die Krankheit zu stoppen. Trotzdem schätzt man den Anteil Patienten mit chronischer Borreliose, die nicht auf Antibiotika ansprechen, auf zehn bis zwanzig Prozent.

Das richtige Antibiotikum

Antibiotika wirken, indem sie die für die Bakterienzelle wichtigen Vorgänge irritieren. Mit geschwächten Bakterien kann die körpereigene Abwehr eher fertig werden.

Ein Antibiotikum ist nicht automatisch Penicillin, wenngleich dies das erste Bakterien schwächende Mittel war; entdeckt 1929 von dem Schotten Alexander Fleming. Seit Ende der 40er Jahre bis Anfang der 70er Jahre wurden jährlich etwa 200 antibiotisch wirksame Substanzen entdeckt. Danach konzentrierte sich die Wissenschaft hauptsächlich darauf, einige wenige der bekannten Substanzen weiterzuentwickeln. Noch gibt es keine universell wirksame Antibiotika-Therapie. Jedes einzelne Antibiotikum muss nach Alter, Körpergewicht, erreichbarem Blutspiegel, Magen-Darm-Verträglichkeit und Medikamenten-Intoleranz ausgewählt werden.

Das hauptsächliche Therapieproblem ist, dass sich Borrelien in Körperregionen verschanzen, wie beispielsweise das Bindegewebe, in die man mit Antibiotika schlecht hinkommt. Hier hilft nur starke Dosierung, was nicht mit jedem Antibiotikum möglich ist, will man Nebenwirkungen so gering wie möglich zulassen.

Im Laufe der vergangenen Jahre wurden viele Antibiotika als hochwirksam gepriesen und wieder verworfen, weil sich Wirksameres in den Vordergrund schob. Insofern muss bei den nachfolgenden Angaben auf den „Stand der Wissenschaft bei Redaktionsschluss“ hingewiesen werden. Am aktuellsten informiert sind in der Regel die Selbsthilfegruppen.

Als wirksamste Antibiotika gegen Borrelien im ersten Stadium gelten Tetracycline, einschließlich Doxycyclin und Minocyclin. Allerdings sind die notwendigen hohen Dosierungen (je nach Körpergewicht) nicht immer gut verträglich. Bei ungenügend hohen Blutspiegeln trifft man hier häufiger Therapieversager.

Beta-Lactam-Antibiotika unterscheiden sich in Aminopenicilline (zum Beispiel Amoxicillin) und Cephalosporine der dritten Generation. Letztere gelten wegen ihrer ausgezeichneten Gewebegängigkeit zu den wirksamsten Antibiotika in späteren Krankheitsstadien. Ceftriaxon (Rozephin) wird einmal täglich intravenös gegeben. Es hat allerdings den Nachteil, dass es maximal auf zwei Gramm pro Tag dosiert werden kann, weil Patienten darauf mit starken Durchfällen und Gallenkomplikationen reagieren. Rozephinsalze können sich in der Galle ablagern. Dr. Hassler berichtete 1997 von einem Patienten, der nach Rozephin eine Entzündung der Bauchspeicheldrüse entwickelte. Außerdem bindet sich das Präparat an das körpereigene Plasma-Eiweiß in den Blutgefäßen und dringt deshalb schlecht ins Gewebe ein, wo sich Borrelien am ehesten verstecken.

Auch Cefotaxim (Claforan) ist ein Antibiotikum aus der Gruppe der Cephalosporine, das Bakterien abtötet, indem es bei den Bakterien den Aufbau einer neuen Zellwand hemmt. Man kann damit wesentlich höher dosieren. Die übliche Tagesdosis beträgt vier Gramm in zwei Einzelgaben, die zwölf Stunden auseinander liegen sollen. Je nach Schwere der Symptome sind Dosiserhöhungen bis zwölf Gramm pro Tag möglich, die dann in drei bis vier Einzelgaben im Abstand von acht oder sechs Stunden verteilt sein sollen. Weil es eines der teuersten Antibiotika ist, gelingt Kassenpatienten die Verschreibung nur schwer.

Der Borreliose-Selbsthilfe-Verein Heidenheim/Brenz e.V. verschickt gegen Bearbeitungsgebühr eine ständig aktualisierte Liste von Antibiotika unterteilt nach Wirkstoffen, Handelsnamen, Darreichungsformen und Dosisempfehlungen.

Fotosensibilität der Haut

Während der Einnahme von Antibiotika sollte man Sonnenstrahlung vermeiden, weil die Haut besonders empfindlich auf Lichteinwirkung reagieren kann. Rote und braune Flecken sowie sonnenbrandähnliche Hautschäden sind möglich. Besondere Lichtempfindlichkeit ist unter Gabe von Doxycyclin bekannt; weniger unter Amoxicillin.

Begleitende Medikation

(Diese Hinweise sind keine wissenschaftlich begründeten Empfehlungen, sondern Patientenerfahrungen und Presseverlautbarungen.)

Kortison ist keine Alternative zu Antibiotika, aber eine Ergänzung, wenn Entzündungen zum Beispiel in Zehen-, Knie- und Fingergelenken schnell gestoppt werden sollen. Meist genügt eine einmalige Injektion in das betroffene Gelenk, um die schmerzhafte Entzündung zum Abklingen zu bringen. Dies sollte aber erst „nach" Beginn der antibiotischen Therapie erfolgen, weil sonst Gefahr der Chronifizierung der Borreliose droht.

Siehe auch Seite 71: Jarisch-Herxheimer-Reaktion.

Verkrampfte, entzündete Muskeln können zu starken Schmerzen führen, die mit Analgetika abgeschwächt werden können.

Pilzprophylaxe – siehe Seite 83: Therapie-Nebenwirkungen.

Weil Borreliose oft mit einer Vielzahl von Symptomen einhergeht, wird der Arzt vielleicht parallel zu Antibiotika Medikamente verordnen.

Aus den Reihen der Selbsthilfeorganisationen kommt die Empfehlung, das Immunsystem mit hohen Vitamin C-Gaben, mit Beta-Carotin, Vitamin E und B, Magnesium, Selen, Zinkorotat, Kaliumjodit und dem Coenzym Q10 zu stärken.

Bei Gelenkschmerzen schwören einige Patienten auf Alpha-Liponsäure; täglich 300 Milligramm.

Zur Stützung der Darmflora während der antibiotischen Therapie empfehlen einige Borreliose-Erkrankte die abwechselnde Einnahme von Perenterol forte oder Hamadin (Saccharomyces boulardii) und Omniflora (Lactobacillus gasseri). Zur Ausscheidung aus Galle und Leber helfen pflanzliche Cheiranthol-Tropfen. Tee aus Buchweizenkraut (Fagorutin) soll die Durchblutung verbessern.

Trügerische Hoffnung: Metronidazol

Wissenschaftler des Ullevåll Hospitals in Oslo fanden 1998 heraus, dass sich die Beweglichkeit der Borrelien durch Kombinationsgabe von Metronidazol mit Antibiotika vermindert. Leider lässt sich diese Beobachtung im Reagenzglas nicht am Menschen umsetzen, weil Metronidazol (bekannt als Medikament Clont gegen Trichomonaden) nicht länger als zehn Tage und auch nicht wiederholt gegeben werden darf, da es sich im Versuch an Nagetieren als krebserregend gezeigt hat.

Begleitende Maßnahmen

(Diese Hinweise sind keine wissenschaftlich begründeten Empfehlungen, sondern Patientenerfahrungen.)

Nicht nur bei durch Borreliose indizierter Nackensteife und Fibromyalgie-Symptomen lindern heiße Duschen, Entspannungsbäder, Fangopackungen und krankengymnastische Übungen schmerzhafte Verspannungen. Schnelle Wärme bringt ein Gel-Schulterkissen, das man in der Mikrowelle aufheizen kann. Es hält die Wärme bis zu 30 Minuten.

Ein wirksames „Instrument“ zur Muskelentkrampfung ist die „Heiße Rolle“.

Dazu wird ein Handtuch mehrfach gefaltet, fest aufgerollt und aus der Mitte heraus mit heißem Wasser getränkt. Die nasse, lang anhaltende Hitze wirkt sehr wohltuend beim Betupfen der schmerzhaften Stellen.

Unter antibiotischer Behandlung ist die Sicherheit der „Pille" in Frage gestellt. Deshalb sollten während der Therapie andere empfängnisverhütende Maßnahmen zusätzlich eingesetzt werden. Einige Antibiotika gehen in die Muttermilch über. In diesen Fällen sollte man die Milch abpumpen und vernichten oder gleich vor Therapiebeginn abstillen.

Aus Reihen der Selbsthilfegruppen stammen zur Beschwerdelinderung folgende Empfehlungen:

- Kein Schweinefleisch, auch keine Wurst vom Schwein
- Kein Kaffee
- Kein Nikotin
- Kein Alkohol, besonders kein Bier
- Drei Liter Flüssigkeit täglich ohne Kaffee und schwarzen Tee, weil beide entwässern
- Bei Müdigkeit regelmäßig Mittagsschlaf
- Spaziergang vor dem Schlafengehen
- Sonnenbäder/Sauna, so weit es vertragen wird
- täglich frisches Obst und Gemüse

Die geeignete Dosis

(Diese Hinweise sind keine wissenschaftlich begründeten Empfehlungen, sondern Patientenerfahrungen.)

Immer wieder erzählen Borreliose-Patienten in Selbsthilfegruppen, dass sie mit einer Drei-Tage- oder einer Wochenration an Antibiotika „abgespeist" wurden. Die Budgetierung von Arzneimitteln trieb nicht nur bei Borreliose seltsame Blüten zum Nachteil der Patienten, sondern auch bei den gesamten Therapiekosten.

Die antibiotische Therapie soll stadium- und symptomabhängig erfolgen, wobei die Dosierungsempfehlungen zu Redaktionsschluss lauteten:

Patienten mit Erythema migrans (erstes Stadium) erhalten zwei- bis dreimal (abhängig vom Körpergewicht) pro Tag 100 Milligramm Doxycyclin oral über zwei bis vier Wochen. Alternativ (bei Unverträglichkeit) wird Amoxicillin dreimal 500 Milligramm über den gleichen Zeitraum gegeben.

Diese Empfehlung – allerdings unbedingt wenigstens vier Wochen – gilt auch für das zweite Stadium, solange außer Hautveränderungen keine Organe betroffen sind und die Lyme-Borreliose erst wenige Wochen oder Monate anwesend ist.

Borrelien vervielfältigen sich im Vergleich zu anderen Bakterien sehr langsam. In ungefähr vier Wochen entwickelt sich eine neue Generation. Das scheint auch der Grund zu sein, warum Symptome bei unzureichender Therapie in monatlichen Abständen wieder aufflackern können. Wenige antibiotisch nicht erreichte Borrelien genügen, um sich in Monatsschritten erneut zu einer Armee zu entwickeln, die Monat für Monat für mehr Schmerzen und stärkere Symptome sorgt. Aus diesem Grund erscheint es logisch, dass eine Therapie im diagnostizierten Stadium unbedingt länger als vier Wochen erfolgen sollte.

Im dritten, dem chronischen Stadium wird heute häufig nur noch intravenös therapiert. Die Wirkstoffe Penicillin, Cefotaxim und Ceftriaxon unterscheiden sich nicht wesentlich in ihrer Wirksamkeit, aber zum Teil in ihrer Verträglichkeit. Es kann zu Durchfällen, Kreislaufschwächen und Allergien kommen. Am unproblematischsten hat sich Cefotaxim erwiesen.

Die Therapielänge und die Dosierung hängt von der Schwere der Symptome und dem Zeitraum der Erkrankung ab. Dr. Burrascano vertritt die Meinung, dass desto länger und aggressiver therapiert werden muss, je länger und hartnäckiger eine Borreliose anfänglichen Therapieversuchen widersteht.

Er plädiert dafür, dass bei über den ganzen Körper verbreiteter Borreliose vier bis sechs Wochen, im Spätstadium wenigstens vier bis sechs Monate durchgehende Therapie notwendig ist. Es gibt sogar Patienten, die zur dauerhaften Beschwerdefreiheit eine lebenslange Erhaltungstherapie benötigen.

Jarisch-Herxheimer-Reaktion

Der Begriff kommt von dem Wiener Physiologen Adolf Jarisch und dem Frankfurter Dermatologen Karl Herxheimer. Er beschreibt die erste Reaktion des Körpers auf die intravenöse Konfrontation mit Antibiotika. Etwa sechs bis acht Stunden nach Therapiebeginn wird der Patient auffallend blass. Seine Körpertemperatur kann auf bis zu 41 °C ansteigen, was zu Schüttelfrösten jeder Ausprägung führt. Am nächsten Tag hat der Patient dann ein auffallend rotes Gesicht, klagt über Kopfschmerzen und sein Blutdruck ist niedriger als sonst. Die Stärke dieser Reaktion zeigt, wie gut das Antibiotikum wirkt und wie hoch die Borrelienzahl ist. Eine einmalige Kortison-Prophylaxe vor der ersten Infusion verhindert die Jarisch-Herxheimer-Reaktion. Ähnliche Reaktionen sind am Beginn von Chemotherapien bekannt.

Burrascano beobachtete eine wiederkehrende Herxheimer-Reaktion in der vierten Therapiewoche und dann alle vier Wochen bei einer Langzeit-Therapie. 1998 vermutete er, dass dies mit der Vermehrungsphase der Borrelien zusammenhängen könnte. Vorübergehend können dabei die weißen Blutkörperchen (Leukozyten) erniedrigt, die Leberwerte erhöht sein. Er reduziert dann die Therapie oder setzt sie für einige Tage aus. Danach beginnt er mit einer geringeren Dosierung.

Allergien auf Antibiotika

Allergien sind nicht vorhersehbar. Sie können von einem harmlosen Hautausschlag, Hautjucken bis hin zu einer lebensbedrohlichen Verkrampfung der Atemwege und zu Herzversagen führen. Auch aus diesem Grund ist jeder Versuch der Selbstmedikation oder Dosisveränderung lebensgefährlich.

Therapiekontrolle

Speziell frische Borreliosen, die nach einem Erythema migrans und den entsprechenden Antibiotika keinerlei Symptome aufweisen, geraten bei den Patienten leicht in Vergessenheit. Kommt es dann Monate später zu Beschwerden und ist man damit nicht beim Hausarzt, sondern vielleicht beim Orthopäden, weil ein Gelenk schmerzt, bleibt der mögliche Zusammenhang mit der nicht austherapierten Borreliose im Verborgenen. Deshalb muss der Erfolg einer Borreliose-Therapie in jedem Fall kontrolliert werden. Ist das Ergebnis der Blutuntersuchung negativ, kann man die Sache vergessen. Ist sie positiv, muss der Patient weiter versorgt werden.

Weil Antikörper unter antibiotischer Therapie sogar ansteigen können (nicht müssen) und sich Bandenmuster des Western-Blot-Tests selbst zwei, drei Jahre nach Therapieabschluss kaum ändern, ist dieser Test ungeeignet, einen Therapieerfolg zu dokumentieren. Es gibt sogar Fälle (Burrascano), deren Titer nach erfolgreicher Therapie kurzfristig wieder anstiegen.

Polymerase-Kettenreaktion (PCR) als Nachweis, dass die Erreger den Körper verlassen, wird als sehr unsicher diskutiert. Zuverlässiger sind klinische Kriterien, das Nachlassen, Verschwinden und Nichtwiederkehren einzelner Symptome. Denn auch im Urin beschwerdefreier Menschen finden sich Borrelien. Es gibt keine Studie, die sagt, mit welcher Wahrscheinlichkeit ein Mensch mit Borrelien im Urin Borreliosesymptome entwickelt, wenn er bis dahin keine hatte.

Ob man wirklich vollends geheilt sein kann, wagt bis heute kein Arzt zu versprechen. Wahrscheinlicher ist, dass der Erreger wie bei der Syphilis alle Anstrengungen des Immunsystems und antibiotische Ausrottversuche überlebt. Vor allem im Bindegewebe scheint er relativ geschützt weiterexistieren zu können. Solange die Symptome abklingen, muss man sich darüber keine überflüssigen Gedanken machen. Wenn aber nach Monaten und Jahren, vielleicht sogar Jahrzehnten ungeklärte Symptome auftreten, sollte man seine Arztbriefe und Befunde griffbereit haben.

Rückfälle (Rezidive)

Zehn bis zwanzig Prozent der Patienten im dritten Stadium sprechen nicht oder nicht genügend an auf Antibiotika. Es gibt noch keine einheitliche Empfehlung, wie oft man eine antibiotische Therapie wiederholen sollte und darf (siehe Seite 73: Therapie in Pulsen).

Resterreger (Persister)

Die selbst nach antibiotischer Therapie „schlafenden" Borrelien im Bindegewebe nennt man Resterreger. Sie können nach Jahren, manchmal sogar sehr vielen Jahren erneut Krankheitsaktivität (Symptome) entwickeln, wenn niemand mehr an eine frühere Borreliose denkt. Für solche Fälle ist es sinnvoll, seine alten Krankenakten aufzuheben.

Therapie in Pulsen

Diese ursprünglich als „Verzweiflungstat" Mitte der 90er Jahre ausgeheckte Therapie probieren, obwohl es noch keine kontrollierten Studien gibt, inzwischen etliche Ärzte. Sie sollte als experimentelle Therapieform aber erst dann versucht werden, wenn konventionelle Therapien erfolglos blieben.

1997 berichtete Dr. Hassler von therapieresistenten Fällen, die er mit einer „gepulsten Therapie" dauerhaft sanieren konnte. Nach zwei Tagen sehr hoher Dosierung von Claforan folgten acht Tage Pause. Daran schlossen sich acht bis zwölf weitere Pulse.

In den vergangenen Jahren gab es sehr unterschiedliche Varianten der gepulsten Therapie. Grundschemata sind hohe Dosierungen für kurze Zeit, oft auch in Kombination mit mehreren Antibiotika (siehe auch Seite 70: Die geeignete Dosis).

Trotzdem: Hände weg von der Selbstmedikation!

Unterdosierung

Siehe Seite 70: Die geeignete Dosis

Zu niedrige Blutspiegel eines Antibiotikums diskriminieren das Medikament zum Therapieversager. Deswegen sollte der Blutspiegel immer wieder bestimmt werden, bis die tolerable Dosierung gefunden ist.

Ungeeignetes Antibiotikum

Die Annahme, dass Borrelien noch keine Resistenz gegen Antibiotika entwickelt haben, ist erschüttert. Burrascano äußerte im Frühjahr 1998 die Vermutung, dass die in Borrelia burgdorferi enthaltenen Betalaktamasen (Bakterienenzyme, die die Wirkung des Antibiotikums aufheben) „möglicherweise" eine Resistenz gegenüber Cephalosporinen und Penicillin ausüben, die durch Höherdosierung, Dauerinfusion (Cefotaxim) oder durch Depotpräparate (Benzathin-Penicillin) überwunden werden könne. In USA setzt man als Ersatzpräparate Sulbactam und Vancomycin ein, weil sie andere Zellwandbausteine angreifen als Penicillin.

Rozephin-Infusionen in sehr oft verordneten Zwei-Gramm-Dosierungen betrachten etliche Therapeuten als problematisch, weil sich das Präparat an das Plasma-Eiweiß des Blutes bindet und deswegen schlecht ins Gewebe vordringt, wo sich die Borrelien verstecken.

Zu kurze Therapiedauer

Weil sich Borrelien ungefähr alle vier Wochen reproduzieren, muss die antibiotische Therapie im Frühstadium wenigstens vier bis sechs Wochen andauern. Burrascano empfiehlt in späteren, den gesamten Körper betreffenden Stadien Therapiezeiten von vier bis sechs Monaten, bis wenigstens vier Wochen lang keine aktiven Krankheitszeichen mehr auszumachen sind.

Fehler bei der Medikamenteneinnahme

Antibiotika und Schmerzmittel, die gleichzeitig zu einer Mahlzeit eingenommen werden, können in ihrer Wirksamkeit abgeschwächt werden oder inaktiviert bleiben. Am besten nimmt man diese Medikamente 20 Minuten vor einer Mahlzeit mit reichlich Flüssigkeit wie Wasser oder Tee.

Einige Nahrungsmittel enthalten Stoffe, die die Wirksamkeit von Medikamenten verhindern oder verzögern. Das Kalzium in Milchprodukten wie Käse, Jogurt oder Quark bindet einige Antibiotika so fest an sich, dass der Wirkstoff vom Körper nicht aufgenommen werden kann. Auch Grapefruits enthalten Stoffe, die den Abbau einiger Medikamente hemmen und damit die Wirkung verändern können.

Falscher Zeitpunkt

Siehe Seite 66: Der richtige Zeitpunkt

Unzugängliches Borrelienversteck

Borrelien sind in der Lage, sich in Zellen des Bindegewebes zu verstecken und sich mit einem selbst erzeugten Proteinmantel zu umhüllen, der sie vor Antibiotika und Antikörpern schützt.

Borrelien verändern ihre Oberfläche

Zwei Wissenschaftler von den National Institutes of Health in Hamilton im US-Staat Massachusetts entdeckten 1998, dass Borrelien in der Lage sind, ihre schützende Proteinhülle umzuwandeln, so dass die IgM-Antikörper ihres Wirtes wirkungslos werden. Als Ergebnis winkt das Urteil „seronegativ". Während sich die Borrelien unbehelligt weiter vermehren können, dauert es einige Tage, bis das Immunsystem neue IgM-Antikörper gebildet hat. Dieses Wechselspiel kann sich über Wochen fortsetzen. Borrelien sind in der Lage, bis zu 30 Antigen-Variationen zu produzieren. Im Mäuse-Modell obsiege allerdings das Immunsystem nach drei oder vier Intervallen, befanden die Wissenschaftler (Quelle: Ärztezeitung Oktober 1998).

Borrelien, die über Zeckenspeichel von einem tierischen auf einen menschlichen Wirt übertragen werden, legen zuerst das zuletzt erzeugte Oberflächenkleid an, bevor sie ihr Verwandlungsspektrum aufs Neue beginnen. Das könnte ein Grund sein, warum Borreliose bei jedem Erkrankten in Bezug auf Symptome und Therapierbarkeit eine eigene Dynamik entwickelt.

Re-Infektion (Neu-Infektion)

Möglich ist auch eine Neu-Infektion nach der Therapie.

Andere Gründe

Das Vorliegen einer Immunschwäche kann die Wirksamkeit der Therapie verhindern. Also muss erst die Immunschwäche behandelt werden.

Mangelnde Disziplin (Non-Compliance) bei der Einhaltung einer Therapie – regelmäßiger Alkoholkonsum sowie das Nichteinhalten angemessener Ruhepausen – können als Gründe für Therapieversager angenommen werden (Quelle: Burrascano).

Wohl dem, dessen Borreliose frühzeitig erkannt und so therapiert wird, dass sämtliche Krankheitssymptome verschwinden und keine Spuren hinterlassen. Je länger die Infektion in Gelenken, Organen, Haut und Körperflüssigkeiten tobte, umso weniger ist der Körper im Stande, sich zu regenerieren. Trotz fehlender Antikörper und Nichtvorhandensein entzündlicher Laborparameter ist bekannt, dass sich einzelne Beschwerden und Schmerzsymptome oft verselbstständigen und nach eigener Dynamik weiterlaufen.

Wer seine Borreliose als Berufskrankheit erlitt, landet nun an dem Punkt, an dem sich Gutachter, behandelnder Arzt, Sozialgericht und Patient die Haare raufen. Noch schlimmer wird es, wenn man dann von seinem Arzt als Hypochonder oder Drückeberger hingestellt wird nach dem Motto: Wo keine Borreliose mehr ist, können auch keine Symptome sein.

Verlieren Sie nicht den Mut. Selbst wenn eine vollständige Heilung nicht mehr möglich ist, besteht noch die Chance auf Linderung von Schmerzen und Verbesserung der Mobilität. Auch die geistige Ebene, oft zermürbt durch Depressionen, Vergesslichkeit, Minderwertigkeitskomplexe und Zukunftslosigkeit kann wieder aufgerichtet werden.

Dr. Dr. Jozef Rakicky (MUDr. PhDr./Univ. Prag), Facharzt für Neurologie, Physikalische Therapie und Klinischer Psychologe, bekommt als Chefarzt der Median Klinik II, Flechtingen im Bundesland Sachsen-Anhalt, die ganze Symptom-Bandbreite zu sehen und zu hören. Aus seinem Erfahrungsschatz lässt sich Zuversicht und neuer Mut schöpfen. Nicht immer lassen sich Defekte vollständig rückbilden oder ausheilen. Manchen Borreliosepatienten bedeutet es aber schon sehr viel, Schmerztoleranzen zu entwickeln, um Schmerzen erträglich zu halten.

Rehabilitation – eine komplexe Sache

von Dr. Dr. J. Rakicky

Die Vielfalt der Symptome bei einer akuten oder insbesondere chronischen Borreliose bedingt auch die Notwendigkeit eines komplexen Behandlungsansatzes bei der rehabilitativen Behandlung. Neben den so genannten Akutformen, die in der Regel nach Abschluss der intensiven Behandlung in einem Akutkrankenhaus in die Rehabilitation gelangen, sind es beson-

ders Patienten im dritten chronischen Stadium der Borreliose, die einer intensiven und komplexen Rehabilitationsbehandlung bedürfen. Dabei muss man zwei Gruppen von Patienten unterscheiden.

- *Patienten mit Beschwerden einer noch aktiven Borrelieninfektion*
- *Patienten mit Defektheilung*

Es ist die Kunst des behandelnden Arztes, den Patienten bei Aufnahme sorgfältig zu untersuchen, ausführlich zu befragen, alle einzelnen Symptome zu analysieren und entsprechende Untersuchungen einschließlich einer möglichen Lumbalpunktion (Liquor-Entnahme) zu veranlassen.

Aus dem Ergebniskomplex der klinischen, neurophysiologischen und Laboruntersuchung ergibt sich ein Bild, das auf eine mögliche Aktivität der Borreliose-Erkrankung schließen lässt. Wenn man diese Frage mit ausreichender Wahrscheinlichkeit bejahen kann, ist selbstverständlich auch eine Antibiotikabehandlung angezeigt. Bei der Auswahl des geeigneten Antibiotikums muss die individuelle Medikamentenanamnese (Ansprechbarkeit, Nebenwirkungen, allergische Reaktionen) des Patienten berücksichtigt werden. Die Intensität, Zusammensetzung und der ganze individuelle Verlauf der Beschwerden des Patienten bestimmen auch die notwendige Dauer der Behandlung mit. So erhält zum Beispiel ein Patient, der bislang lediglich 14 Tage mit einem oralen Tetracyclin behandelt worden ist und jetzt eine Aktivität der Erkrankung aufweist, eine andere Therapie als ein Patient, der bereits fünf- oder sechsmal längerfristig mit hochdosierten intravenösen Antibiotika behandelt wurde. Somit muss vor einer Eigenmedikation gewarnt werden.

Bei der zweiten Gruppe Patienten, wo es sich um das so genannte Post-Lyme- oder Postborreliose-Syndrom (Defektheilung) handelt, steht insbesondere die symptomatische Linderung im Vordergrund der vorhandenen Defektsymptome. Dabei muss sich der behandelnde Arzt streng nach dem individuellen Krankheitsbild richten, die verschiedenen Symptome analysieren und Schwerpunkte setzen. So wird ein Patient, bei dem die berufliche Zukunft auf dem Spiel steht und der durch eine Monoarthritis (Entzündung an einem einzigen Gelenk) im Kniegelenk behindert ist, anders behandelt als ein über 60-jähriger Patient, der an chronischen Müdigkeitssyndromen mit Fibromyalgien oder Zeichen einer Polyneuropathie (Entzündung mehrerer Nerven) leidet.

Der Weg der Rehabilitation

Einer jeden Behandlung in unserer Klinik geht eine komplexe Diagnostik voraus. Dazu gehört zu allererst die Überprüfung der serologischen Situation, der Funktionsfähigkeit der einzel-

nen Nervensysteme, des Kreislaufsystems, Untersuchungen auf eventuell vorhandene Herzrhythmusstörungen, Blutdruckschwankungen und Herzfunktionsstörungen. Durch diese Checkuntersuchung können wir uns ein Bild über die Funktionsfähigkeit einzelner körperlicher Systeme machen und auch subklinische Symptome und Störungen entdecken.

Unabhängig davon, ob es sich um eine noch aktive oder bereits ausgeheilte Post-Lyme-Symptomatik handelt, sind erfahrungsgemäß bei aller Komplexität folgende Symptome im Beschwerdebild führend:

1. *Allgemeine Müdigkeit, Erschöpfbarkeit, Konzentrationsstörung und Hirnleistungsstörungen.*
2. *Chronische Schmerzen, die typischerweise große Gelenke in wechselnder Ausprägung oder auch Muskelsystem und Sehnenansätze betreffen.*
3. *Verschiedene psychische Auffälligkeiten mit erhöhter Reizbarkeit, Akzentuierung von bestimmten Persönlichkeitszügen bis hin zu psychoseähnlichen Zuständen oder einem pseudoneurastenischen Syndrom, wobei im Einzelfall kaum zu unterscheiden ist, was direkt durch die Borreliose und was durch die oft sehr leidvolle Odyssee der Patienten verursacht wurde. Therapeutisch ist eine solche Unterscheidung jedoch ohne Relevanz.*
4. *Verschiedenste Symptome, die als Sekundärerscheinungen durch die primär gestörten Funktionen zu bezeichnen sind. Zum besseren Verständnis ein Beispiel: Durch einen neuropathischen Schmerz im Bein, der lange Jahre als Ischias behandelt wurde, entlastete der Patient das betroffene Bein, und folglich überlastete er das gesunde Bein, wodurch sich Abnutzungserscheinungen im Hüftgelenk des gesunden Beines und durch unphysiologische Belastung der Wirbelsäule auch hier entsprechende pathologische Veränderungen ausbildeten. Somit entsteht ein Komplex aus primär durch Borreliose bedingten und sekundär verursachten, jedoch nicht mit Borreliose direkt im Zusammenhang stehenden Beschwerden, die auch als solche erkannt und behandelt werden müssen.*

Im Vordergrund steht die individuelle Untersuchung und Kontaktfindung zum Patienten. Nach einer komplexen Untersuchung muss der therapeutische Plan, so weit möglich, mit ihm detailliert abgestimmt werden. Als Erstes gilt Abhilfe zu schaffen bei Beschwerden, die am meisten die Lebensqualität beeinflussen, das heißt Schmerzen lindern, Schlafstörungen beseitigen, Beweglichkeit verbessern. Grundsätzlich gibt es hier keine Unterschiede zwischen jüngeren und älteren Patienten. Man muss den Schmerz sofort behandeln und den Patienten nicht leiden lassen, bis die Diagnostik abgeschlossen ist.

Vorrangig sollten erst nichtpharmakologische Therapien eingesetzt werden. Je nach Notwendigkeit müssen aber auch Medikamente in ausreichender Dosierung und Stärke ver-

abreicht werden, wobei man auf der ersten Stufe mit leichteren Mitteln wie nichtstereoide Antirheumatika, oder zum Beispiel Paracetamol, beginnt. Scheuen darf man sich aber auch nicht vor Opioiden, kombiniert mit stark wirksamen Antidepressiva, die die oft begleitende psychische Symptomatik bei chronischem Schmerz beeinflussen können.

Realistische Therapieziele

Zusammen mit dem Patienten müssen realistische Therapieziele aufgestellt werden. Er selbst bestimmt mit, wie stark und wie intensiv Schmerztherapie, wenn mit Medikamenten notwendig, gegeben werden soll.

Gelenkschmerzen können sehr oft durch Wärmeanwendung (Fangopackung, Parafango, heiße Rolle, Paraffin, Rotlicht) gelindert werden. Allerdings verstärkt eine Wärmeanwendung bei akuten Gelenkentzündungen oft die Beschwerden. Hier sind umgekehrt Kälteanwendungen die richtige Lösung.

Geeignete Elektrotherapie wie Iontophorese (durch Ströme eingebrachte Medikamente an die schmerzende Stelle), hochfrequente Stromtherapie oder Ultraschalltherapie können zusätzliche Schmerzlinderungen bringen.

Bei neuropathischen Schmerzen helfen so genannte Tens-Geräte zur Blockierung der Schmerzimpulse, Übertragung zum Nervensystem und somit zur Linderung der Beschwerden.

Hirnleistungsstörungen können sehr wirkungsvoll mit geeigneten, oft computergestützten Trainingsprogrammen und Führung von erfahrenen psychologischen Therapeuten gebessert oder sogar beseitigt werden.

Patienten schöpfen neuen Mut und Hoffnung, wenn sie sehen, dass man sie versteht und ihre Beschwerden nicht als Einbildung, sondern als eine ernsthafte Sache betrachtet. Es ist nicht möglich, an dieser Stelle auf die ganze Vielfalt der Möglichkeiten und Kombinationen, die bei der Behandlung von einzelnen Symptomen angewendet werden können, einzugehen.

Vor einer pauschalen Anwendung soll jedoch gewarnt werden. Jeder Patient ist anders, und auch jeder Schmerz ist anders. Die Auswahl der geeigneten Methoden kann nicht nach einem Kochbuch getroffen werden, sondern nur individuell in Kenntnis aller Umstände des Einzelfalles unter sorgfältiger Beobachtung und Kontrolle seitens eines Fachmanns. Dies ist auch die Erklärung dafür, warum viele ambulante Therapien fehlschlagen und die Patienten erst unter stationären Bedingungen einer systematischen und komplexen Behandlungsweise eine Besserung ihrer Beschwerden finden.

Allerdings ist der Weg zu einer Rehabilitation in den heutigen Zeiten der knappen Ressourcen des Gesundheits-Strukturgesetzes schwierig geworden. Die Rentenversicherungsträger haben oft noch Schwierigkeiten mit der Anerkennung einer Borreliose als Rehabilitationsindikation. Manche Krankenkassen glänzen ebenfalls durch Unkenntnis der Entscheidungsträger. Die Erfahrung lehrt jedoch, dass, wenn man hartnäckig bleibt, man die entsprechende Kostenübernahme durch den Krankenversicherungs- und Rentenversicherungsträger erreicht. In Einzelfällen muss sich der Betroffene auch überlegen, ob er einen Teil der Kosten oder die Behandlung ganz selbst trägt. Die Zeiten, wo jede Behandlung in jeglicher Intensität umsonst erhältlich war, sind wohl endgültig vorbei.

Jede Wirkung hat auch eine Nebenwirkung. Damit müssen wir uns abfinden. Selbst der so gesunde Pfefferminztee ist in der Lage, den Schließmuskel unserer Speiseröhre zu lockern (siehe Seite 84: Funktionale Dyspepsie).

Eine antibiotische Therapie muss man sich vorstellen wie ein Heer Soldaten, das durch den Körper marschiert und alles tot schießt, egal ob Freund oder Feind. Besonders in unserem Darm wohnen nützliche Freunde. Bis zu 400 Arten besiedeln als Darmflora vor allem das Ende des Dünndarms und den Dickdarm. Diese Darmbewohner nehmen uns einen Teil der Verdauung ab und produzieren dabei Stoffe, die unser Immunsystem anregen. Und sie verscheuchen schädliche Darmpilze mit Hilfe von Abwehrstoffen. Drei Viertel aller immunwirksamen Zellen sitzen im Lymphgewebe der Darmwand. Sie sind in der Lage, schädliche Pilze und Hefen auch in den Harnwegen, Bronchien und Mundschleimhäuten abzuwehren. Aber Antibiotika (auch andere Medikamente) rotten diese freundlichen Helfer mit Stumpf und Stiel aus.

Pilze im Anmarsch

Trotzdem sollte man nicht auf die antibiotische Therapie verzichten, wenn sie ärztlicherseits empfohlen ist. Wichtig ist nur, dass man die Folgen von Pilzbesiedelung aufmerksam beobachtet und gezielt entgegenwirkt.

Schädliche Pilze können sich ansiedeln auf der Kopfhaut, in den Genitalien, an Fuß- und Fingernägeln, auf der Zunge und erst recht im Darm. Viele Frauen reagieren schon nach wenigen Tagen mit einem Harnweginfekt oder Scheidenjucken. Dann ist schleunigst der Gang zum Frauenarzt empfohlen. Mit einer antimykotischen (Pilz abtötenden) Salbe und meist nur einer einzigen Vaginaltablette (zum Beispiel Wirkstoff Fenticonazolnitrat) sind die Übeltäter gekillt.

Jucken oder Brennen zwischen den Fußzehen sind ein erstes Anzeichen von Fußpilz. Dagegen helfen antimykotischer Puder, der Verzicht auf Synthetik bei den Strümpfen und Schuhen, gutes Abtrocknen nach dem Waschen und viel frische Luft an den Füßen.

Pilze, hauptsächlich Dermatophyten, siedeln sich im Finger- und Zehennagel an, entziehen ihm Eiweißbausteine und lassen ihn verschrumpeln. Medizinische Lacke töten die Pilze ab. Nimmt man diese weißlichen Stellen an den Zehennägeln nicht ernst, können sich umliegende Gewebepartien entzünden und verkümmern.

Gegen Pilzbesiedelung auf der Kopfhaut gibt es Spezialshampoos in der Apotheke. Manchmal verschreibt sie auch der Arzt. An diesen Pilzherden sollte man nicht mit den Fingernägeln kratzen sowie Kamm und Bürste nicht weiter verleihen, sonst drohen Ansteckung und Ausbreitung.

Viele Ärzte denken leider nicht an Pilzprophylaxe, wenn sie Antibiotika verordnen. Dabei wäre es so einfach, gleichzeitig ein pilzbekämpfendes Medikament zu verschreiben, das es als Tabletten und Lösung zum Träufeln auf die Zunge gibt.

Pilze, denen nicht Einhalt geboten wird, wandern durch den ganzen Körper: von unten nach oben und von oben nach unten. Sie können in allen Organen siedeln. Je süßer man sich ernährt, umso schneller breiten sie sich aus. Explosionsartig. Dem kann man entgegenwirken, indem man während und noch ein paar Wochen nach der Therapie konsequent jede Art von Zucker vermeidet und dies mit scharfem Blick auf die Zutatenliste von Fertiggerichten kontrolliert. Tabu sollen sein:

Traubenzucker, auch Glucose oder Dextrose
Fruchtzucker, auch Fructose
Haushaltszucker, auch Puderzucker, Kandis, Kristallzucker, Saccharose, Raffinade
Malzzucker, auch Maltose; kommt vor in Bier und Backwaren
Glucosesirup/Maltodextrin, ist Bestandteil vieler Fertiggerichte
Erlaubt sind Milchzucker (Lactose) sowie kohlenhydratfreie Süßstoffe wie Saccharin, Cyclamat, Aspartam, Acesulfam

Nach Therapieabschluss sollte man beim Arzt einen Pilz-Status machen lassen. Dazu gehört ein Zungenabstrich und die Untersuchung des Stuhls. Möglicherweise muss man noch eine zweiwöchige Anti-Pilz-Therapie mit Tabletten durchführen. Auch während dieser Zeit ist es förderlich, auf jede Art von Zucker zu verzichten. Der Verzehr von Jogurt mit lebenden Jogurtkulturen hilft, die alten Verbindungen im Darm wieder herzustellen.

Funktionale Dyspepsie

Vielwöchige antibiotische Therapien können den Körper aus dem Gleichgewicht bringen. Eine Folge kann die Funktionale Dyspepsie sein. So bezeichnet die Medizin eine Harmoniestörung des Verdauungstraktes.

Normalerweise wird im Magen durch rhythmisches kräftiges Zusammenziehen der Muskulatur der Speisebrei sorgfältig mit der verdauungswirksamen Magensäure durchmischt. Das Gleiche soll im Dünn- und Dickdarm geschehen, wo die Nahrung in Wellenbewegungen weitertransportiert wird. Ist die Motorik von Magen und Darm aber verlangsamt, kann die Nahrung nicht gleichmäßig transportiert werden.

Übelkeit und Magenschmerzen deuten an, dass der Magen unnötig lange belastet und gedehnt ist. Aufsteigender Magensaft erzeugt Sodbrennen. Normalerweise sorgt ein Verschluss zwischen Speiseröhre und Magen dafür, dass kein Rücktransport erfolgen kann. Dieser Schließmuskel kann erlahmen und Verdauungsgase aus dem Magen freigeben, die unsere Zeitgenossen als üblen Mundgeruch abbekommen. Ist die Beweglichkeit der Magen-Darmpassage deaktiviert, kommt es gehäuft zu Blähungen und Verstopfung.

Es gibt Medikamente, die Magen und Darm wieder in Rhythmus bringen. Meist genügt eine zweiwöchige Einnahme. Andere schwören auf Tee aus Tausendgüldenkraut oder einen Enzian nach dem Essen.

Infektionsrisiko

Manche Praxen arbeiten bei der Blutabnahme noch immer mit antiquierten Glasspritzen, die nach Gebrauch gereinigt, ausgekocht und wieder verwendet werden. Moderne Einmalspritzen aus Kunststoff kosten zwar mehr, sind aber sicherer und schützen vor dem Restrisiko einer Infektion mit Hepatitis oder Aids.

Gesetzlich Krankenversicherte sind bei der Inanspruchnahme alternativer Heilmethoden leider noch benachteiligt. Voraussetzung, dass die gesetzliche Krankenkasse dafür die Kosten ganz oder teilweise übernimmt, ist die durch den Bundesausschuss der Ärzte und Krankenkassen anerkannte Wirksamkeit. Die meisten, jedoch nicht alle Leistungen von Heilpraktikern sind davon noch ausgenommen.

Trotzdem beteiligen sich viele gesetzliche Krankenkassen an so genannten Außenseitermethoden. Allerdings gibt es dafür keine einheitliche Regelung, und die Kassen wollen vorher gefragt werden. Die AOK Bayern unterstützt zum Beispiel die Traditionelle Chinesische Medizin. Die Betriebskrankenkasse Zollern-Alb zahlt Akupunktur-Schmerzbehandlungen bis zu 50 Mark pro Sitzung. Vieles ist Verhandlungssache, die durch Heilungsprognosen durch Ärzte und dem jeweiligen Medizinischen Dienst der Kasse mehr oder weniger positiv gestützt werden.

Schmerzbewältigung – was kann man selbst tun?

Die nachfolgenden Tipps und Empfehlungen stammen von Borreliose-Kranken aus Selbsthilfegruppen. Sie helfen dem einen, aber nicht allen. Ihr größter Vorteil: Wenn sie schon nicht helfen, dann schaden sie auch nicht. Und wenn sie helfen, können sie auch bei anderen Unpässlichkeiten zur Linderung von Beschwerden angewendet werden. Deshalb sind sie einen Versuch wert.

Akupunktur

Das „Nadelstechen" aus der Traditionellen Chinesischen Medizin (TCM) kann das Immunsystem beeinflussen. Zum Beispiel wird die Produktion des körpereigenen Schmerzmittels Beta-Endorphin angeregt, was zu einer Linderung der Beschwerden von Gelenkentzündungen und Fibromyalgien beiträgt.

Arnika

Bei Gelenkentzündung mit Überwärmung und Schwellung helfen entzündungshemmende Arnika-Umschläge. Außerdem wirkt die Verdunstungskälte des Umschlags zusätzlich schmerzlindernd.

Aromatherapie

Majoran- und Rosmarinöl, verdünnt mit Olivenöl oder einem neutralen Körperöl, spricht man entspannende Wirkung am Nacken und an den Schultern zu. Wacholder, Rosmarin und Lavendel sollen bei Rückenschmerzen helfen. Bäder mit einigen Tropfen von Kamille-, Lavendel-, Wacholder-, Eukalyptus- und Rosmarinöl wirken schmerzlindernd.

Autogenes Training

Entspannung mittels autogenem Training sollte man nur unter Anleitung erlernen. Krankenkassen und Volkshochschulen bieten Kurse an. Wer diese Entspannungstechnik gut beherrscht, besitzt einen Schlüssel zum Dämpfen von Schmerzen und Angstgefühlen, zum Abschalten von Anspannungen und Verkrampfungen.

Ernährung

Wie bei jeder anderen schweren Krankheit fühlt sich auch bei Borreliose der Kranke leichter und unbelasteter, wenn er auf Alkohol, Nikotin, Kaffee, Süßigkeiten, vielleicht vorübergehend sogar auf Fleisch und Wurst verzichtet. Gemüse, Salat, Teigwaren, Reis und Obst, mit Fantasie zubereitet, füllen diese Lücken. Tee, Obstsäfte und Wasser über den Durst getrunken, hilft beim Ausschwemmen von Stoffen, die der Körper loswerden will.

Im Mai 1999 machte ein Mann namens Rolf Raichle aus dem schwäbischen Gosbach von sich reden, er habe seine Borreliose mit einem Brei aus Rote Bete, Äpfeln der Sorte Gloster und Sonnenblumenöl selbst kuriert, nachdem ihm sogar Infusionen keine Linderung brachten. „Der Mann wäre sowieso gesund geworden", kommentierte die Leiterin des zuständigen Gesundheitsamtes die vermeintliche Wunderheilung. Raichle selbst führt Buch, wem seine Empfehlung bereits geholfen hat.

Heilfasten

Wer gewohnt ist, seinem Körper ein-, zweimal pro Jahr Erholung und Reinigung zu gewähren, der kommt wohl nach antibiotischen Therapien (zum Ausschwemmen von Arzneimittelresten) sowieso, aber auch, wenn es hier und da zwickt und zwackt, zum Heilfasten. Borreliose-Patienten berichten von einem Gefühl „wie neugeboren"; wenn auch nur auf Zeit. Schmerz- und Müdigkeitssymptome verschwinden. Nicht selten hört man, dass Fasten zu klaren Gedanken, ungewöhnlichen Sichtweisen und auf alle Fälle zu neuer Kraft und Mut verhilft.

Heilpraktiker

Während Schulmediziner Heilversuche von Heilpraktikern schnell mal als „Körperverletzung" abtun, schwören einzelne Patienten auf deren Mitwirkung bei der Bewältigung von Schmerzzuständen sowie körperlichen und seelischen Unpässlichkeiten. Trudel Zimmermann, Initiatorin der inzwischen aufgelösten Borreliose-Liga in Graben-Neudorf, weiß allerdings von einigen Heilpraktikern in Selbsthilfegruppen, die sich selbst nicht helfen können.

Heublumen

Dem einen hilft Kühlung, dem anderen Wärme auf entzündeten Gelenken. Fertige Heublumensäcke und -kompressen gibt es in Apotheken zu kaufen.

Homöopathie

Unbestritten weist die klassische Schulmedizin, die die Symptome und weniger die Ursachen als Therapieansatz sieht, Lücken auf, während die Naturheilkundler versuchen, sie zu schließen. Elfi Fust, Heilpraktikerin in Weener, stellt die antibiotische Therapie in der Frühphase der Erkrankung zwar nicht in Frage, sieht deren Grenzen aber in der Prophylaxe und in der fortgeschrittenen Symptomatik.

In ihrem Ratgeber-Buch (Literaturverzeichnis) empfiehlt sie in besonders belasteten Gebieten Nosoden Zeckenbissfieber D6 oder Borrelia D6 vorbeugend von März bis Oktober einzunehmen, sowie diese Nosoden für den Fall eines Zeckenstichs zwecks sofortiger Ausleitung der Bakterien vorrätig zu haben und unverzüglich einzunehmen.

Immunsystem stärken

Borrelien können unser Immunsystem empfindlich stören. Je stärker es aus dem Gleichgewicht geriet, umso anfälliger ist der Mensch für Infekte jeder Art. Glücklicherweise kann man eine Menge selbst tun, um das Immunsystem zu stabilisieren oder sogar zu stimulieren. So gebildete Abwehrkräfte schützen nicht nur vor Eindringlingen, sondern wirken auch als psychische Abwehr gegen Stress, Hoffnungslosigkeit, Resignation. Gehirn-, Nerven- und Immunsystem hängen als Dreiecksverhältnis eng aneinander und bewirken, dass ein vom Geist beseelter Körper dem Immunsystem starke Flügel verleiht.

Unter Hinweis auf das Literaturverzeichnis gelten folgende Regeln und Empfehlungen: vermeiden, was das Immunsystem schwächt (Rauchen, Alkohol, Stress, Schlafmangel, UV-Licht, Drogen, Medikamente) und zuführen, was das Immunsystem stärkt.

1. Ernährung
Eiweiß: Fleisch, Fisch, Milch, Eier, Käse, Vollkornprodukte, Sojabohnen, Nüsse. Fette: kaltgepresste Pflanzenöle (Linolsäure). Kohlenhydrate: Vollkornprodukte, frisches Obst, frischer Salat, schonend gedünstetes Gemüse, in der Schale gekochte Kartoffeln, Vollreis, Hülsenfrüchte. Mineralstoffe: Kalium (Hülsenfrüchte, Gemüse, Obst, Trockenfrüchte), Magnesium (frische grüne Gemüse, Getreide, Milch- und Vollkornprodukte), Kalzium (Milch, Milchprodukte). Spurenelemente: Selen, Zink, Eisen, Lithium, Jod, Chrom, Mangan, Molybdän, Kupfer, Fluor, Silizium, Vanadium, Kobalt, Nickel, Zinn.

2. Immunstimulanzien
Extrakte aus Sonnenhut (Echinacea), gemischt mit Extrakten aus Lebensbaum (Thuja occidentalis) und wildem Indigo (Baptisia tinctoria) sind in Apotheken zum Beispiel unter dem Namen Esberitox als Tropfen und Tabletten erhältlich. Holunderbeersaft (nicht erhitzt) steigert die Selbstheilungskräfte. Eigenmächtige Höherdosierung kann das Gegenteil bewirken und zu Allergien führen. Fragen Sie Ihren Arzt.

Völlig umsonst und ohne Nebenwirkungen: ausreichend Schlaf, Entspannung und Stressbewältigung, die richtige Lebenseinstellung finden. „Visualisierung“ bedeutet, dass man mit seinem inneren Auge durch den Körper spaziert, seine Schmerzpunkte ortet und „anschaut“, um von ihnen zu erfahren, auf welche Weise sie ihren Schrecken und Schmerz verlieren können. Karin S. begann in einem symptomfreien Intervall mit Joggen und behielt es aus körperlichem und seelischem Wohlfühl-Bedürfnis sogar während mehrwöchiger Infusionstherapie in reduzierter Intensität bei. Ihr subjektiver Erfolg: Besseres Finden ihrer Venen. Kaum Anfälligkeiten für Erkältungen.

Johanniskrautöl

Warme Umschläge um schmerzhafte Gelenke wenden auch Rheumatiker zur Schmerzlinderung an. Johanniskrautöl aus frischen (gelben) Blüten färbt sich unter der nötigen Beimischung von Olivenöl rot. Das Endprodukt gibt es ziemlich preiswert in der Apotheke. Heiler schreiben dem Johanniskraut zudem Sonnenkräfte zu. Es helfe bei seelischer Dunkelheit, sprich Depression und bringe bei kurmäßiger Anwendung „ausgedörrte Organe“ wie Bandscheiben und Gelenkschleimhäute wieder zur Quellung.

Kinesiologie

Kinesiologie ist die Lehre von der Bewegung; naturheilkundlich umgesetzt als die Kommunikation mit uns selbst, mit den Mitmenschen und mit Gott. Aus der Erkenntnis, dass sich physische und psychische Vorgänge des Menschen auch im Funktionsstand seiner Muskeln spiegeln, entwickelten Neurologen, Orthopäden und Krankengymnasten sogenannte Muskelteste. Dabei fußt die Angewandte Kinesiologie auf dem Energiemodell der chinesischen Akupunktur. 14 Hauptmuskeln sind zwölf plus zwei Meridianen zugeordnet. Die Muskeltestung erfolgt durch Berührungen und Griffe im Stehen oder Liegen und das Beobachten der Muskeltonus-Veränderung unter Gabe von Testmedikamenten in Minidosen auf die Zunge. Die Heilpraktikerin Elfi Fust (siehe Literaturverzeichnis) setzt diesen Muskeltest bei möglicherweise infizierten Schwangeren ein, um schneller als bei einem Bluttest auf Antikörper den Nachweis einer Borrelien-Übertragung erkennen und therapieren zu können.

Knoblauch

Aus einer Anleitung für Selbstheilung stammt der Rat, Knoblauchzehen bei Pilzinfektionen des Darms wie ein Analzäpfchen einzuführen.

Metronidazol

1998 beobachtete die Forschungsgruppe Brorson am Ullevåll Hospital in Oslo, dass Borrelien einen Großteil ihrer Beweglichkeit unter dem Wirkstoff Metronidazol einbüßen. Diese In-vitro-Studie (im Reagenzglas stattfindend) lässt sich allerdings nicht so einfach auf den Menschen umsetzen, denn dieser Wirkstoff ist als Medikament unter dem Namen Clont bisher nur zum kurzfristigen Einsatz (gegen Trichomonaden) zugelassen.

Das Buch „Heilen ohne Antibiotika“ (siehe Literaturverzeichnis) beschreibt die Wirkstoffe der Bartflechte – eine Flechtenart nordeuropäischer Wälder und Obstgärten

– als der synthetischen Substanz Metronidazol teilweise noch überlegen. Die Hauptsubstanz der Bartflechte (Usnea barbata) ist die stark antibiotisch wirkende Usninsäure, die manchmal wirksamer als Penicillin sei. Man kann Bartflechte als Tinktur in der Apotheke kaufen. Bei akuten bakteriellen Infektionen empfiehlt der Autor, zwei- bis dreimal täglich zehn Tropfen in viel Wasser zu trinken. Bei manchen Menschen verursacht Bartflechte Magen-Darm-Störungen. Ärztliche Rücksprache sei empfohlen.

Mineralstoffe

Von allem vorsichtig ausprobieren, was gut tut, rät der Selbsthilfe-Verein Heidenheim/Brenz e.V., und Dosierungsempfehlungen beherzigen oder nur kurzfristig überschreiten. Das Immunsystem lasse sich mit Zink stärken.

Mistel

Von einer Krankenschwester hörte ich, dass ihr die selbst unter die Bauchhaut verabreichten Spritzen mit Mistelextrakt (frei verkäuflich in der Apotheke) bei Gelenk- und Muskelschmerzen innerhalb von wenigen Tagen wohltuende Schmerzfreiheit brächten. Aus dem Buch „So arbeitet das Immunsystem" stammt die Begründung: Bei einem Mistelpräparat fand man zwar sechs Stunden nach dessen Injektion einen Abfall, 24 Stunden später aber einen Anstieg von natürlichen Killerzellen und der großen granulären Lymphozyten. Bei pflanzlichen Kombinationspräparaten (Mistel, Seidelbast, Wolfsmilch) wurde eine Stimulation des unspezifischen Immunsystems festgestellt, die sogar noch stärker ausfiel als bei Einzelpräparaten. Aber auch oral eingenommene Präparate können das Immunsystem stimulieren. Allerdings kann eine zu hohe Dosierung zum gegenteiligen Effekt, auch zu Allergien führen. Also unbedingt den Arzt fragen.

Nosoden

Gleiches heilt Gleiches, lautet die Unterstellung bei der Therapie mit Nosoden. Dabei handelt es sich um homöopathisierte Arzneimittel, die aus erkrankten Mikroorganismen, Organen und Körperflüssigkeiten hergestellt werden und in der Art einer Impfung die Borreliose beherrschbar halten. Ein uns bekannter Zahnarzt in Reinheim, Odenwald, lässt für sich und einige chronische Borreliose-Patienten ein spezielles Nosoden-Präparat herstellen, mit dem größere Krankheitsaktivitäten unterdrückt werden können. Die Schulmedizin hält davon freilich nichts. Dr. Hassler bezeichnete die Therapie mit Nosoden als „Körperverletzung".

Physiotherapie

Heißluft, Massage, Bäder, Unterwassermassage und Krankengymnastik lockern Verspannungen und tragen zur Schmerzlinderung bei Nerven-, Muskel- und Gelenkschmerzen bei.

Propolis

Die Schulmedizin lächelt über Therapieversuche mit dem Kittharz der Bienen. Einige Patienten schwören darauf zur Verbesserung ihres Allgemeinzustandes. Propolis gibt es als Tropfen, Creme, Spray, Tabletten, Pulver, Saft und Flüssigextrakt. Freilich ist es unwahrscheinlich, dass damit eine Borreliose geheilt wird. Auf alle Fälle schadet es nicht.

Progressive Muskelentspannung

Der amerikanische Physiologe Edmund Jacobson entwickelte in den 20er Jahren eine Entspannungsmethode, die dem Bereich Joga zugeordnet wird, aber im Gegensatz zu Joga und autogenem Training auch in Selbsthilfe erlernbar ist. Man spannt dabei von Schmerz betroffene Muskeln, zum Beispiel Faust oder Unterschenkel, für fünf Sekunden stark an und empfindet beim Loslassen der Anspannung wohltuende Schmerzlinderung. Die Übungen der progressiven Muskelentspannung sind so wirksam, dass sie zur Bewältigung von Flugangst und schlimmsten Panikattacken eingesetzt werden.

Psychotherapie

„In die psychische Ecke gestellt" fühlen sich Borreliose-Kranke, denen ihre Symptome nicht geglaubt und die als Hypochonder hingestellt werden. Ausschluss-Diagnostik kann Klarheit schaffen. Psychotherapie und psychologische Therapie, als Mittel zur Schmerzbekämpfung und Entkrampfung eingesetzt, können Wunder wirken.

Reflexzonenmassage

Gegen Nackenschmerzen soll man den Bereich zwischen Zehen und Fußsohle, besonders die Stelle der großen Zehe, zwei bis drei Minuten mit Rosmarinöl massieren.

Sauna

Die Meinungen über das Für und Wider von regelmäßigen Saunabesuchen zur Linderung von Gelenkbeschwerden helfen dem Einzelnen nicht weiter. Man muss selbst ausprobieren, ob man sich dabei und danach wohl fühlt oder nicht. Neuartige trockene Infrarot-Saunas allerdings stehen im (schulmedizinisch nicht bestätigten) Verdacht, durch tief strahlende Wärme Entzündungsherde in Gelenken aufblühen zu lassen.

Schrotpackung

Sie soll Gelenkschmerzen lindern. Dazu wird Weizenschrot mit einem Gemisch aus gleichen Teilen Wasser und Essig aufgekocht und einen halben Zentimeter dick auf ein Leintuch gestrichen. Die Packung wird so heiß, wie man es aushalten kann, um das schmerzhafte Gelenk gelegt und mit einer Folie und einem Handtuch gesichert. Wirkzeit: zwei bis drei Stunden.

Traditionelle Chinesische Medizin (TCM)

Die Grundlage der TCM ist eine philosophische Betrachtungsweise des Lebens, die davon ausgeht, dass sich Gegensätzliches anzieht und gleichzeitig ergänzt. Gesundheit und Wohlbefinden bedingen im chinesischen Verständnis ein harmonisches Gleichgewicht aller Kräfte. Ungleichgewicht führt zu Krankheit. Insofern therapiert die TCM nicht gezielt ein schmerzhaftes Gelenk, sondern das Gesamtsystem Mensch in seiner Umwelt.

Die TCM-Klinik Kötzting, Bayerischer Wald, wird aus einigen Selbsthilfe-Kreisen wegen Linderung von Schmerzsymptomen in höchsten Tönen gelobt. Die Klinik selbst kennt ihre Grenzen bei der Behandlung von Borreliosekranken. Chefarzt Dr. Stephan Hager hält es für „unverantwortlich", bei Borreliose nicht mit Antibiotika, sondern nur mit chinesischen Heilkräutern zu therapieren. Er weiß zwar von Patienten, die in der Klinik Schmerzlinderung erfuhren. Aber andere wiederum wurden enttäuscht. Nachdem sich nur wenige Patienten wieder vorstellen, könne nicht nachvollzogen werden, ob der Rest sich geheilt fühlt oder resigniert. Auf alle Fälle wird Borreliose in Kötzting grundsätzlich mit Antibiotika therapiert und die Heilkräuter der TCM als flankierende Maßnahme eingesetzt. Selbst der renommierte Leiter einer chinesischen Delegation aus Peking therapierte seine eigene Borreliose mit Antibiotika, begleitet von Maßnahmen mit chinesischen Kräutern.

Die Klinik arbeitet außer mit Akupunktur und chinesischen Arzneimitteln mit der chinesischen TUINA-Massagetechnik, mit QI-GONG-Atmungs- und Bewegungstherapie und ausgewogener Diätetik: „Der Patient soll erkennen, dass die Verantwortung für seine Gesundheit und sein Wohlbefinden hauptsächlich bei ihm selbst liegt."

Im Idealfall, so zum Beispiel in China, den USA und auch in Kötzting, arbeiten die moderne westliche Medizin und die Traditionelle Chinesische Medizin eng zusammen. Es praktizieren aber auch etliche chinesische Ärzte nach den mehr als 5 000 Jahre alten Richtlinien (Adressen über Selbsthilfegruppen). Die gesetzlichen und die meisten privaten Krankenkassen übernehmen die Behandlungskosten in einer TCM-Klinik, wenn ein Arzt die Einweisung veranlasst. Eine ambulante Behandlung bei einem TCM-Arzt sollte ebenfalls vorher mit der Krankenkasse abgeklärt werden.

Chinesische Heilkräuter

Als entzündungshemmend und schmerzlindernd sowie stärkend für Immunsystem und Allgemeinzustand gilt die aus der Tang-Dynastie (1350) stammende klassische Rezeptur „Du-huo-ji-sheng-tang". Sie besteht aus 15 verschiedenen chinesischen Heilkräutern, darunter Wurzeln von Angelika pubescens und Achyranthis, Maulbeermistel und großblättriger Enzianwurzel.

Chinesische Sensationsheilungen

Dr. med. Qingcai Zhang, ein in New York praktizierender chinesischer Arzt und Akupunkteur, ist überzeugt, dass eine Reihe von chinesischen Kräuterarzneien in der Lage seien, Antibiotika, Steroide (Kortison) und nicht-steroidale (z.B. Diclofenac, Aspirin, Ibuprofen) entzündungshemmende Medikamente zu ersetzen. Einige Kräuterarzneien, vor allem hoch konzentrierter Knoblauchextrakt (Allicin) in Ampullen oder Kapseln, würden eine größere Bandbreite antibakterieller Wirkung besitzen als chemische Antibiotika. Zhang berichtete im Herbst 1998, er habe 100 Borreliose-Patienten mit chinesischen Kräutern behandelt. In den meisten Fällen konnten die üblichen Antibiotika abgesetzt werden. Allerdings müsse die Behandlung mit Kräuter-Medizin ungefähr sechs Monate lang durchgeführt werden. In den ersten zwei Wochen käme es zur Jarisch-Herxheimer-Reaktion mit Symptomverschlimmerung, was er als Zeichen der Wirksamkeit deutet.

Chinesische Schmerzübung

Man reibt das schmerzhafte Gelenk mit der Handfläche im Uhrzeigersinn etwa hundertmal. Ob die Reibungswärme oder eine magnetische Wirkung zur Linderung (sicher nicht bei jedem) führt, bleibt ein Geheimnis.

Vitalstoffe

Unser Immunsystem schützt, sofern es intakt ist, vor Angriffen von Mikroorganismen wie Bakterien und Viren. Ist es geschwächt, sind wir weniger widerstandsfähig gegen Infektionen, und schädigende Organismen können sich leichter im Körper festsetzen. Zu den Vitalstoffen zählen Vitamine, Mineralstoffe und Substanzen wie Fischöl, Glukosamin-Sulfat (zum Aufbau von Knorpeln, Sehnen und Bändern) oder Inositol gegen Depressionen. Was für wen das Richtige ist, kann nur nach den individuellen Symptomen empfohlen werden (siehe Literaturverzeichnis).

Weihrauchharz

Damit lasse sich – nach Auskunft des Borreliose-Forums Karlsruhe – Borreliose zwar nicht heilen, aber viele entzündliche Begleiterscheinungen wie Arthritiden, Myositis, Spondylitis, Enteritis und Kolitis lindern. Im günstigsten Fall könnten nebenwirkungsreiche Medikamente reduziert oder sogar total ersetzt werden.

Weihrauchharz ist keine Modedroge, sondern eines der ältesten entzündungshemmenden Naturheilmittel, das mehrfach in der Bibel und als Geschenk der Königin von Saba an Salomo erwähnt wurde. Über die seit einigen Jahren auch bei uns populäre indische Ayurveda-Medizin gelangte Weihrauchharz als Fertigpräparate BAI 93 und H15 in unseren Kulturkreis.

Die Zeitschrift „Der Naturarzt“ (12/98) empfiehlt bei Gelenkentzündungen und -schwellungen drei mal täglich 400 Milligramm Harz oder äthanolischen Extrakt als Dauertherapie und bei akuten Schmerzschüben bis dreimal täglich 800 bis 1 200 Milligramm.

Re-Infektionen, also erneute Infektionen bei noch aktiver oder auch ausgeheilter Borreliose, beweisen, dass Antikörper anscheinend nicht in der Lage sind, Borrelien abzutöten. Aber das Immunsystem erkennt den Erreger wieder und greift schneller, oft schon nach fünf, sechs Tagen an.

Lymphozytome

Die massiven Abwehrmechanismen des Immunsystems können dazu führen, dass sich weiße Blutkörperchen zu einem richtigen Klumpen (Lymphozytom) unter der Haut zusammendrängen. Früher wurde ein Lymphozytom einzig an Ohrläppchen, Brustwarze und Hodensack beschrieben. Als Immunantwort auf Borreliose-Erreger sind sie praktisch an allen Körperstellen möglich. Sie sind in der Haut als dunkle, lilarot gefärbte Infiltrate zu sehen. Lymphozytome entstehen vorzugsweise dort, wo es ein bisschen scheuert, zum Beispiel im Bereich des Gummizugs einer Unterhose.

Lymphozytome können nach Re-Infektionen so massiv auftreten und zu untypischen Hautveränderungen führen, dass Diagnostiker ins Schleudern kommen. Hautkeime (Staphylokokken), die sich wegen des Juckreizes durch Kratzen ansiedeln, können dann über den ursprünglichen Erreger hinwegtäuschen. Seltener sind Lymphozytome, die bis ins Unterhautfettgewebe reichen. Dabei bilden sich viele kleine druckschmerzhafte Klümpchen, die nach der Heilung kleine Dellen hinterlassen.

Diagnose

Im Spätstadium einer Borreliose lassen die Titer (Menge der Antikörper) keine Unterscheidung zwischen zeitlich verschiedenen Infektionen zu. Sind sie erhöht, spricht das für eine aktive Infektion. Es gibt aber auch seronegative Verläufe (Burrascano).

Kleidung

So nett und luftig nackte Beine unter Shorts wirken – auf Wald- und Wiesenwegen sollte man den Kontakt mit Gräsern und Büschen am Wegrand meiden oder gleich lange Hosen tragen. Wer zudem vorhat, intensiv durchs Gebüsch zu streifen wie es für Pilzsammler nötig ist, der sollte unbedingt lange Hosen aus glattem Gewebe tragen; dazu dichtmaschige Kniestrümpfe, ein langärmeliges Oberteil, ein Halstuch und eine Mütze.

Auf Nummer Sicher geht, wer sich hell kleidet und die Hosensäume in die Socken stopft. Etwaige Eindringlinge sind so leichter zu erkennen und abzuschütteln.

Insektenschutzmittel

Insekten abwehrende Mittel aus Apotheke und Drogerie bieten nur bedingt Schutz. Man kann Hosensäume und Strümpfe damit einsprühen, sollte dies aber alle zwei Stunden wiederholen. Borreliose-Infektionen sind aber trotz fleißigen Sprühens und Einreibens bekannt. Zeckenhalsbänder für Hund und Katze enthalten das für Menschen bedenkliche Insektizid Lindan, das sich innerhalb von einigen Tagen in niedriger Konzentration über die Haustiere verteilt und Zecken abtötet.

Körper absuchen

Spätestens abends beim Ausziehen, besser noch nach der Beendigung von Gartenarbeit oder nach der Rückkehr von einem Waldspaziergang sollte man Kleidung und Körper nach Zecken absuchen. Typische Verstecke: Kniekehlen, Achseln, Armbeugen, Haaransatz, Ohren, Hals, Brustfalten, Genitalien, Füße. Dr. Wilfried Krickau, Dresden, beobachtete etwas bislang Unbekanntes: Zecken überleben bis zu 48 Stunden in der abgelegten Kleidung – vorrangig in erogenen Zonen –, um sich beim nächsten Anziehen ihr Ziel zu suchen.

Streichelzoos meiden

Die für Kinder erfundenen Einrichtungen, um trauten Kontakt zu Tieren zu schaffen, können sich als lebensbedrohliche Falle herausstellen. Zwar ist es unwahrscheinlich, dass eine am Tier festgesaugte Zecke auf den Menschen überwechselt. Aber solange sich die von Gräsern abgestreifte Zecke selbst noch das günstigste Stichplätzchen sucht, kommt ihr der weniger behaarte und weichhäutigere Mensch gerade recht.

Vitamin B

Weder hoch noch normal dosierte Vitamin B-Gaben schützen den Menschen vor Zeckenbefall.

Teebaumöl

Das gegen allerlei Wehwehchen empfohlene Öl australischer Myrthengewächse wird von verschiedensten Ratgeber-Autoren auch als Abschreckungsmittel gegen stechende und beißende Insekten angepriesen. Einerseits kennt man ätherische Öle schon seit Jahrtausenden als Insektenschutz. Andererseits erschüttern die Autoren fast aller Teebaumöl-Bücher mit derart hirnrissigen Falschinformationen über von Zecken übertragene Krankheiten, dass auch ihre Empfehlungen mit Vorsicht zu genießen sind.

Da wird von Teebaumöl-Shampoo berichtet, das die „von oben" fallenden Zecken abweisen soll (siehe Seite 13: Zecken fallen nicht vom Baum). Von Lyme-Borreliose haben sowieso die wenigsten dieser Buchautoren schon etwas gehört, weil sie sich meistens auf Hirnhautentzündung oder FSME beziehen. An Körperverletzung grenzt deshalb die Empfehlung, die saugende Zecke mit Teebaumöl zu beträufeln, 20 Minuten abzuwarten und die Zecke dann zu entfernen. Schließlich ist bekannt, dass FSME, im Gegensatz zu Lyme-Borreliose, von der ersten Sekunde an übertragen wird (siehe Seite 23: Richtige und falsche Methoden der Entfernung).

Knoblauchsaft

Mit Knoblauchsaft eingeriebene Schuhe beeindrucken Zecken keineswegs.

Die Immunabwehr erkennt Borrelien zwar, doch die Bakterien sind schneller. Gelang es ihnen erst einmal, sich in verschiedenen Körpergeweben anzusiedeln, dann sind sie gegen Abwehrzellen und Antibiotika zwar nicht gesichert, aber besser geschützt. Ein Impfstoff müsste die Immunabwehr so steigern, dass die Keime keine Chance zum Entwischen haben. Das hat man bis heute nicht geschafft, aber in Aussicht gestellt.

Amerikanische Borrelien haben schlechte Chancen

Die Forschung dafür begann 1988. In Deutschland beteiligt waren Markus Simon vom Freiburger Max-Planck-Institut für Immunbiologie gemeinsam mit der Arbeitsgruppe um Michael Kramer und Reinhard Wallich vom Institut für Immunologie der Universität Heidelberg. Der 1998 in der Wirksamkeit erstmals bestätigte Impfstoff hetzt die Antikörper nur auf die amerikanischen Borrelien. Zwei klinische Studien in Boston und New Brunswick bestätigten 1998 eine Wirksamkeit von 49 bis 92 Prozent an mehr als 20 000 Personen. Zur Erlangung der höchsten Wirksamkeit muss vermutlich in drei Dosen geimpft werden. Trotzdem darf nicht mit einem hundertprozentigen Schutz gerechnet werden.

Die Nebenwirkungen wurden als mild beschrieben: Wundsein an der Infektionsstelle oder Fieber, das innerhalb weniger Tage wieder verschwindet (Ärztezeitung 7/98 und 2/99).

Impfstoff gegen europäische Borrelien

Weil in Europa neben Borrelia burgdorferi auch noch die Arten Borrelia afzellii und Borrelia garinii vorhanden sind, braucht man einen Impfstoff, der dreifach wirkt.

Im Juni 1998 stellte sich Reinhard Wallich der Presse und berichtete, dass in der Schweiz der Dreifach-Impfstoff entwickelt und bereits an Mäusen erfolgreich getestet sei. Nun seien drei Jahre weitere Testphase abzuwarten, bis der Impfstoff gefahrlos am Menschen eingesetzt werden kann. Im Oktober 1999 ging ein von Baxter in Österreich entwickelter Impfstoff in die klinische Prüfung, der auf die verschiedenartigen Varianten des Krankheitserregers in Europa zugeschnitten ist. Also weiter warten!

Problem: Die bisher entwickelten Impfstoffe können zwar Infektionen verhindern. Sie versagen aber, wenn die Borrelien sich bereits im Organismus verteilt haben.

Impfen gegen FSME und Borreliose?

Darf sich jemand mit bestehender Borreliose gegen FSME impfen lassen? Ja, weil es sich dabei um zwei total unterschiedliche Erkrankungen handelt.

Vorsicht vor falscher Sicherheit

In den USA diskutiert man derzeit, dass die Bereitstellung des Borreliose-Impfstoffes, der nicht hundertprozentig vor einer Infektion schützt, geimpfte Menschen unvorsichtig werden lassen könnte, ähnlich wie helmbewehrte Radler, die besonders rasant durch die Straßen fetzen, weil sie sich für unverletzlich halten.

Borreliose als Berufskrankheit

Borreliose trägt in der Berufskrankheiten-Verordnung die Nummer 3102 als „Von Tieren auf Menschen übertragbare Krankheit". Am leichtesten gelingt Förstern, Schäfern und Jägern die Anerkennung. Allen anderen Betroffenen ist viel Hartnäckigkeit auf einem steinigen, langen Weg anzuraten. Denn bei plausibler Beweislage hat jeder gute Chancen zur Anerkennung, der sich die Borreliose in Ausübung seines Berufs oder auf dem Arbeitsweg zugezogen hat. Möglich ist ein Zeckenstich beim Gang zu Fuß oder bei der Fahrt mit dem Rad, beim Betriebsausflug, beim beruflichen Umgang mit Tieren oder freiwachsenden Pflanzen. Ob man die Zecke im Vorbeilaufen oder -radeln oder durch einen Sturz ins Grüne einfing, spielt keine Rolle.

Auch wenn kein Beruf einen Zeckenstich mit Borreliosefolge ausschließt, tragen einige ein höheres Risiko, besonders Lehrer auf Schulausflügen, Kindergärtnerinnen, Gärtner, Tierärzte, Tierarzthelferinnen, Tierpfleger, Landwirte. Auch der Autorin, die mehrere Zeckenstiche beim Erarbeiten von Radreise-Reportagen erlitt, gelang es, die Borreliose als Berufskrankheit anerkannt zu bekommen.

Die Anerkennung als Berufskrankheit eröffnet angestellten Kassenpatienten die Chance, in besonders kompetente Therapiehände zu geraten. Denn die Berufsgenossenschaften sind verständlicherweise stark interessiert, die Borreliose so schnell wie möglich ausgeheilt zu bekommen. Freiwillig bei der gesetzlichen Unfallversicherung Versicherte können bei Arbeitsunfähigkeit Verletztengeld beanspruchen.

Berufsgenossenschaften

Die Berufsgenossenschaften sind die Träger der gesetzlichen Unfallversicherung. In ihr pflichtversichert sind alle Beschäftigten der zugehörigen Unternehmen sowie Lernende in berufsbildenden Einrichtungen. Unternehmer, Freiberufler und deren mitarbeitende Ehegatten können sich freiwillig versichern. Beruflich erlittene Borreliose muss wie ein Berufsunfall beim Arbeitgeber zur Anzeige gebracht werden, der dies wiederum der zuständigen Berufsgenossenschaft meldet. Auch wenn normale Arbeitsunfälle unverzüglich angezeigt werden müssen, gilt bei Borreliose der Zeitpunkt der Diagnose. Schließlich zeigt sich die Borreliose nicht direkt nach dem Stich, sondern in der Regel nach einer oder mehreren Wochen oder sogar erst nach Monaten.

Zwar sind diese gesetzlichen Unfallversicherer verpflichtet, die Folgen von Arbeitsunfällen und Berufskrankheiten im Einzelfall und im Gesamten so gering wie möglich zu halten. Aber leider versuchen sie das häufig, indem sie Ansprüche Versicherter herunterspielen, abwimmeln und durch gefühllose Verwaltungsbescheide abschmettern. Dagegen kann und muss man vorgehen, indem man widerspricht und – falls dies nichts nützt – vor dem Sozialgericht klagt. Das Sozialgericht ist kostenfrei.

Die Durchsetzung der Klage kostet Zeit, Nerven, Porto und möglichst einen auf Sozialrecht spezialisierten Rechtsanwalt. Man kann sich auch selbst verteidigen oder „irgendeinen" Anwalt nehmen. Die Erfahrung lehrt jedoch, dass auf Sozialrecht spezialisierte Anwälte nicht nur kompetenter agieren, sondern auch beim zuständigen Sozialgericht höheres Ansehen genießen. Seit Januar 2000 sind deutsche Anwälte bei allen deutschen Amts- und Landgerichten zugelassen. Man braucht also keinen Korrespondenzanwalt mehr. Bei Sozialgerichten konnten Anwälte schon vorher bundesweit tätig werden. Weil Anwälte keine Mediziner sind, muss man sie durch Befunde, Literatur und bestenfalls Präzedensfälle (Selbsthilfegruppen) schlau machen.

Versicherungsträger

Die unterschiedlichen beruflichen Risiken bedingen eine Auswahl von gesetzlichen Unfallversicherungen.

1. Die Gewerblichen Berufsgenossenschaften

mit Hauptverwaltung in Sankt Augustin (siehe Adressen) gliedern sich in Landesverbände: Rheinland-Westfalen (Düsseldorf), Nordwestdeutschland (Hannover), Berlin-Brandenburg-Mecklenburg-Vorpommern (Berlin), Hessen-Mittelrhein und Thüringen (Mainz-Weisenau), Südwestdeutschland (Heidelberg), Bayern und Sachsen (München). Darüber hinaus regeln branchenabhängige Berufsgenossenschaften die Arbeitssicherheit und Folgen von beruflichen Unfällen.

Arbeitsgemeinschaft der Bau-Berufsgenossenschaften,
Bau-Berufsgenossenschaft Hamburg, Frankfurt/Main (siehe Adressen)

Bau-Berufsgenossenschaft Bayern und Sachsen
Hauptverwaltung (siehe Adressen)
Verwaltungsstellen: Dresden, Nürnberg. Außenstellen: Leipzig, Chemnitz.

Bau-Berufsgenossenschaft Hannover
Hauptverwaltung (siehe Adressen)
Bezirksverwaltungen: Berlin, Bremen, Hannover.

Bau-Berufsgenossenschaft Rheinland und Westfalen
Hauptverwaltung (siehe Adressen)
Bezirksverwaltungen: Wuppertal, Dortmund, Köln.

Bergbau-Berufsgenossenschaft
Hauptsitz (siehe Adressen)
Bezirksverwaltungen: Gera, Cottbus, Bochum, Bonn, Clausthal-Zellerfeld, Saarbrücken, München.

Berufsgenossenschaft der chemischen Industrie
Hauptverwaltung (siehe Adressen)
Bezirksverwaltungen: Halle, Leuna, Berlin, Hamburg, Köln, Frankfurt/Main, Heidelberg, Nürnberg.

Berufsgenossenschaft Druck und Papierverarbeitung
Hauptverwaltung (siehe Adressen)
Bezirksverwaltungen: Leipzig, Berlin, Hamburg, Wuppertal, Wiesbaden, Nürnberg.

Berufsgenossenschaft für den Einzelhandel
Hauptverwaltung (siehe Adressen)
Bezirksverwaltungen: Berlin, Bremen, Bonn, München.

Berufsgenossenschaft für Fahrzeughaltungen
Hauptverwaltung (siehe Adressen)
Bezirksverwaltungen: Dresden, Erfurt, Berlin, Hamburg, Rostock, Hannover, Magdeburg, Wiesbaden, München.

Berufsgenossenschaft der Feinmechanik und Elektrotechnik
Hauptverwaltung (siehe Adressen)
Bezirksverwaltungen: Dresden, Berlin, Braunschweig, Köln, Stuttgart, Nürnberg.

Berufsgenossenschaft der Gas-, Fernwärme- und Wasserwirtschaft
Hauptsitz (siehe Adressen)
Geschäftsstellen: Leipzig, Potsdam, Ulm.

Berufsgenossenschaft für Gesundheitsdienst und Wohlfahrtspflege
Hauptverwaltung (siehe Adressen)
Bezirksverwaltungen: Dresden, Berlin, Hamburg, Delmenhorst, Magdeburg, Bochum, Köln, Mainz, Karlsruhe, München, Würzburg.

Berufsgenossenschaft der keramischen und Glas-Industrie
Hauptsitz (siehe Adressen)
Außenstellen: Jena-Birgau, Hannover, Neuwied.

Berufsgenossenschaft Nahrungsmittel und Gaststätten
Hauptverwaltung (siehe Adressen)
Bezirksverwaltungen: Berlin, Hannover, Dortmund, Mannheim, Germering, Erfurt.

Berufsgenossenschaft der Straßen-, U-Bahnen und Eisenbahnen
Hauptverwaltung (siehe Adressen)
Bezirksverwaltungen: Berlin, Hamburg, Reutlingen.

Binnenschifffahrts-Berufsgenossenschaft
Hauptverwaltung (siehe Adressen)
Präventionsbereiche: Hamburg (Nord), Mannheim (Süd), Duisburg (West), Berlin (Ost).

Edel- und Unedelmetall-Berufsgenossenschaft
Hauptverwaltung (siehe Adressen)
Bezirksverwaltungen: Stuttgart, Pforzheim, Nürnberg.

Fleischerei-Berufsgenossenschaft
Hauptverwaltung (siehe Adressen)
Repräsentanzen: Halle/Saale, Plauen, Berlin, Güstrow, Erfurt.

Großhandels- und Lagerei-Berufsgenossenschaft
Hauptverwaltung (siehe Adressen)
Bezirksverwaltungen: Gera, Berlin, Hamburg, Bremen, Essen, Mainz, Mannheim, München.

Holz-Berufsgenossenschaft
Hauptverwaltung (siehe Adressen)
Bezirksverwaltungen: Bremen, Bielefeld, Köln, Stuttgart, München, Erfurt.

Hütten- und Walzwerks-Berufsgenossenschaft
Hauptverwaltung (siehe Adressen)
Bezirksverwaltungen: Düsseldorf, Dortmund, Essen.

Lederindustrie-Berufsgenossenschaft
Hauptverwaltung (siehe Adressen)
Außenstelle: Pirna.

Maschinenbau- und Metall-Berufsgenossenschaft
Hauptverwaltung (siehe Adressen)
Bezirksverwaltungen: Dresden, Dessau, Düsseldorf, Dortmund, Köln. Geschäftsstellen: Leipzig, Bielefeld, Magdeburg.

Norddeutsche Metall-Berufsgenossenschaft
Hauptverwaltung (siehe Adressen)
Bezirksverwaltungen: Berlin, Hamburg, Rostock, Bremen, Hannover.

Papiermacher-Berufsgenossenschaft
Hauptverwaltung (siehe Adressen)
Außenstelle: Pirna.

See-Berufsgenossenschaft
Hauptverwaltung (siehe Adressen)
Bezirksverwaltungen/Beratungsstellen: Emden, Bremen, Hamburg, Kiel, Lübeck, Mildstedt/Husum, Jagel, Brunsbüttel, Bremerhaven, Cuxhaven, Rostock, Wismar, Saßnitz, Wolgast.

Steinbruchs-Berufsgenossenschaft
Hauptsitz (siehe Adressen)
Sektionen: Dresden, Berlin, Langenhagen, Bonn, Karlsruhe, Nürnberg.

Süddeutsche Metall-Berufsgenossenschaft
Hauptverwaltung (siehe Adressen)
Bezirksverwaltungen: Mainz-Weisenau, Mannheim, Saarbrücken, Stuttgart, München, Nürnberg, Erfurt, Chemnitz.

Südwestliche Bau-Berufsgenossenschaft
Hauptverwaltung (siehe Adressen)
Geschäftsstelle: Saarbrücken.

Textil- und Bekleidungs-Berufsgenossenschaft
Hauptverwaltung (siehe Adressen)
Geschäftsstellen: Chemnitz, Mönchengladbach.

Tiefbau-Berufsgenossenschaft
Hauptverwaltung (siehe Adressen)
Gebietsverwaltungen: München (Süd), Hannover (Nord), Wuppertal (West), Berlin (Ost).

Württembergische Bau-Berufsgenossenschaft
(siehe Adressen)

Zucker-Berufsgenossenschaft
Hauptverwaltung (siehe Adressen)
Außenstelle: Pirna.

2. Die Verwaltungsberufsgenossenschaft ist zuständig für Banken, Versicherungen, Verwaltungen, freie Berufe und besondere Unternehmen

Hauptverwaltung (siehe Adressen)
Bezirksverwaltungen: Berlin, Hamburg, Bielefeld, Mülheim, Bergisch-Gladbach, Mainz, Ludwigsburg, München, Hamburg, Schwerin, Erfurt und Dresden.

3. Landwirtschaftliche Berufsgenossenschaften (LBG)

Bundesverband (siehe Adressen)
Regionalverwaltungen: Schleswig-Holstein (Kiel), Oldenburg-Bremen (Oldenburg), Hannoversche LBG (Hannover), Braunschweigische LBG (Braunschweig), Lippische LBG (Detmold), Rheinische LBG (Düsseldorf), Westfälische LBG (Münster), Hessen (Darmstadt, Kassel), Rheinland-Pfalz (Speyer), Saarland (Saarbrücken), Oberfranken und Mittelfranken (Bayreuth), Niederbayern-Oberpfalz (Landshut), Unterfranken (Würzburg), Schwaben (Augsburg), Oberbayern (München), Badische LBG (Karlsruhe), Württemberg (Stuttgart), Berlin (Hönow), Sächsische LBG (Neukieritzsch), Gartenbau-Berufsgenossenschaft (Kassel).

4. Unfallversicherungsträger der öffentlichen Hand

Bundesverband der Unfallkassen BUK (siehe Adressen). Regionale Unfallkassen und Gemeindeunfallversicherungsverbände gibt es in allen Bundesländern, teils länderübergreifenden Regionen.
Feuerwehr-Unfallkassen für Brandenburg (Frankfurt/Oder), Hamburg, Hannover, Nord (Kiel), Mecklenburg-Vorpommern (Schwerin), Oldenburg (Oldenburg), Rheinland (Düsseldorf), Sachsen-Anhalt (Magdeburg), Thüringen (Erfurt), Westfalen-Lippe (Münster).
Eisenbahn-Unfallkasse (siehe Adressen).
Unfallkasse Post und Telekom (siehe Adressen).

5. Ehrenamtliche und Arbeitslose

Wer sich die Borreliose in Ausübung eines bezahlten oder unbezahlten Ehrenamtes erwirbt – beispielsweise beim Ausfahren von Rollstuhlfahrern oder als Spazierbegleitung alter Menschen –, ist ebenfalls durch die gesetzliche oder jeweils zuständige berufsgenossenschaftliche Unfallversicherung oder Unfallkasse der Institution versichert, für die das Ehrenamt ausgeübt wird.

Auch Arbeitslose, die sich eine Borreliose zuziehen, während sie auf dem Weg zum oder vom Arbeitsamt sind beziehungsweise sich nach Aufforderung durch das Arbeitsamt bei einem möglichen Arbeitgeber bewerben, bleiben in der gesetzlichen Unfallversicherung versichert. Zuständig ist die Berufsgenossenschaft oder Unfallkasse des bisherigen Berufes.

Behindertenstatus

Funktionseinschränkungen einzelner Gliedmaßen berechtigen zu einem Behindertenausweis. Ausschlaggebend für die Berechtigung ist nicht die Art der Erkrankung, sondern der Grad der dauerhaften oder längerfristigen Behinderung. Was muss man tun?

Den Antrag dazu stellt man beim zuständigen Versorgungsamt seiner Heimatgemeinde. Bereits vorhandene ärztliche Atteste kann man beifügen. Andernfalls fordern die Versorgungsämter von sich aus Atteste bei den behandelnden Ärzten an und lassen Antrag und ärztliche Berichte vom eigenen ärztlichen Dienst beurteilen und bewerten. Danach erteilt das Versorgungsamt dem Antragsteller einen rechtsmittelfähigen Bescheid, gegen den man innerhalb von vier Wochen Einspruch erheben kann, wenn man nicht damit einverstanden ist. Glaubt man sich ungerechtfertigt bewertet, kann man vor dem Sozialgericht (kostenfrei) klagen.

Wer ist behindert?

Nach § 4 des Gesetzes zur Sicherung der Eingliederung Schwerbehinderter in Arbeit, Beruf und Gesellschaft (Schwerbehindertengesetz – SchwbG) gilt eine „Funktionsbeeinträchtigung, die auf einem regelwidrigen körperlichen, geistigen oder seelischen Zustand" beruht. Dieser „regelwidrige Zustand" muss von dem für das Lebensalter typischen abweichen und die Funktionsbeeinträchtigung darf nicht nur vorübergehend vorliegen. Die Auswirkung der Funktionsbeeinträchtigung wird als Grad der Behinderung (GdB) abgestuft nach Zehnergraden von 20 bis 100 festgestellt. Als schwer behindert gelten Personen, bei denen ein GdB von 50 und mehr festgestellt wurde.

GdB mindestens 30

Mit diesem Bescheid kann sich ein arbeitsloser Patient beim Arbeitsamt mit einem Schwerbeschädigten gleichstellen lassen. Außerdem kann er beim Finanzamt einen Steuerfreibetrag geltend machen.

GdB 50 und mehr

Damit genießt man besonderen Kündigungsschutz, Zusatzurlaub, Steuerfreibetrag, begleitende Hilfen im Arbeitsleben sowie Vergünstigungen oder Gratisangebote im öffentlichen Leben. Entscheidend darüber ist das „Merkzeichen" im Behindertenausweis:

G = erheblich gehbehindert
aG = außergewöhnlich gehbehindert
H = hilflos
Bl = blind
B = Notwendigkeit ständiger Begleitung
RF = blind, wesentlich sehbehindert, gehörlos, ständig gehindert, an öffentlichen Veranstaltungen jeder Art teilzunehmen

Als Nachteilsausgleich winken zum Beispiel Freifahrten im öffentlichen Nahverkehr, in Bahnen und Bussen, Parkausweise, Kfz-Steuerermäßigungen, sonstige Steuerfreibeträge, Befreiung von Rundfunkgebühren, Ermäßigung von Gebühren für Fernsprechanschluss. Die Bewertungen und Auslegungen können je nach Bundesland unterschiedlich ausfallen. Der Behinderten-, Schwerbehindertenausweis verliert nach fünf Jahren seine Gültigkeit, wenn nicht drei Monate vor Ablauf Verlängerung beantragt wird.

Der kompetente Patient

Wer den durchaus Erfolg versprechenden Weg durch den Dschungel der Sozialgesetze aufnehmen will, sollte sich gut präparieren.

- Lassen Sie sich alle Diagnosen und mündlichen Befunde von Ärzten schriftlich geben. Von Formularen, die sie ausfüllen und unterschreiben, lassen Sie sich eine Kopie aushändigen. Wenn man Sie abwimmeln will, behaupten Sie, dass Sie die Dokumente für eine gutachterliche Untersuchung, Ihren Arbeitgeber, Ihre Zusatzversicherung oder für Ihre eigene Dokumentation benötigen. Falls es dann immer noch nicht klappt, beschweren Sie sich bei der zuständigen Ärztekammer. Jedes Bundesland hat eine, deren Adresse man über die Krankenkasse erfahren kann.
- Kaufen Sie sich ein medizinisches Wörterbuch und „übersetzen" Sie alle Schriftstücke, die es über Ihre Krankheit gibt. Sie werden vielleicht entdecken, dass – meist aus Schlamperei – völlig falsche Symptome/Beschwerden nieder- oder unkritisch abgeschrieben sind. Fordern Sie den Schreiber schriftlich (mit Kopien an alle, die damit etwas zu tun haben) auf, die Fehler zu berichtigen.
- Für sich zu kämpfen, bedeutet, dass man viele Briefe schreiben muss. Telefonisch kann man hinterher nichts beweisen. Auch wenn man Ihnen Schriftliches verweigert, können Sie Gehörtes und Gesagtes durch eine schriftliche „Gesprächsnotiz" an den Gesprächspartner bestätigen und dokumentieren.

Lernen Sie, mit einer Speicherschreibmaschine oder einem Personalcomputer umzugehen. Sie können erstens alle wichtigen Adressen eingeben und brauchen Sie nicht ständig mühsam zu suchen. Auch die Aktenzeichen (meist lang) sind gespeichert stets parat, um einen schriftlichen „Schuss“ loszulassen. Versicherungen und Berufsgenossenschaften rechnen mit Ihrer Trägheit. Außerdem können Sie sich, wenn Sie keinen Kopierer haben, zumindest Ihre Briefe ein zweites Mal fürs Archiv ausdrucken.

- Wenn Ihnen Ärzte Briefe an Kollegen im verschlossenen Umschlag übergeben, dürfen Sie diesen selbstverständlich öffnen, lesen, kopieren und – wenn es Ihnen wichtig erscheint – nicht weitergeben. Falls Sie Zweifel am Inhalt hegen, wichtige Unterlassungen oder falsche Symptome entdecken, müssen Sie dies dem ausstellenden Arzt, aber auch dem Empfänger dieses Arztbriefes schriftlich darlegen.
- Auch wenn Sie Kassenpatient sind, können Sie Ihren Arzt innerhalb des Quartals wechseln. Sie dürfen auch innerhalb des gleichen Quartals zu mehreren Ärzten der gleichen Fachrichtung gehen, ohne dass Sie Überweisungen benötigen. Falls Sie die Krankenkasse deswegen zur Rede stellt, begründen Sie, dass Sie entweder kein Vertrauen zu dem Arzt hätten oder dieser an die Grenzen seines Wissens stoße.
- Sammeln Sie Befunde, Bescheide, Literatur, Korrespondenz und Adressen durch Aktendeckel getrennt in einem Sammelordner, in dem Sie blättern können.
- Sammeln Sie Literatur, die Ihre strittigen Symptome bestätigt. Dabei helfen Leidensgenossen, Selbsthilfegruppen, Bücher, Kopien von Artikeln aus Fach- und Laienzeitschriften.
- Veranstalten Sie eine Austauschbörse für gesammelte Literatur zu Symptomen und Diagnosen. Jeder weiß etwas und kann ein Stückchen zum Puzzle beitragen.

Borreliose-Gutachten

Gutachter dürfen abgelehnt werden, bevor sie tätig werden. Plausible Gründe sind mangelndes Vertrauen auf Grund früherer Erfahrungen oder ein schlechter Ruf im Kreis von Selbsthilfegruppen. Hilfreich ist es, wenn man Alternativen anbieten kann. Auch hier helfen die Selbsthilfegruppen.

Falls es notwendig wird, einem Gutachten teilweise oder im Ganzen zu widersprechen, könnte es nützlich sein, sich über den Hergang eines Gutachtens sofort Notizen zu machen. Denn steht das Gutachten erst einmal schwarz auf weiß auf Papier und behauptet Falsches, müssen die Schwachstellen bewiesen werden. Abgesehen von fachlichen Fehlern helfen auch objektive und subjektive Beobachtungen, die Glaubwürdigkeit eines zweifelhaften Gutachtens zu erschüttern. Mein persönliches Beispiel aus der Uniklinik Göttingen 1997 versucht zu sensibilisieren, worauf es ankommt.

Gutachter war ein unorganisierter junger Arzt, der sich erst einmal „irgendeine" Zelle, eine Winzigkeit von Raum mit Schreibtisch und Liege, suchen musste. Sein gutachterliches Schreibgerät beschränkte sich auf einen Kugelschreiber und einige lose Zetteln, die er – ohne die einzelnen Blättchen zu nummerieren – vollkritzelte. Mit Pfeilen und Kreuzchen versuchte er eine Reihenfolge innerhalb zusammenhangloser Fragen und Antworten herzustellen. Das Gutachten später bewies mir, dass es ihm nicht vollständig gelungen war.

Obwohl er als Unterlage sämtliche Vorgutachten mit Anamnese vorliegen hatte, musste ich erneut sämtliche Krankheiten, Unfälle, Operationen und gesundheitlichen Vorfälle von mir und meiner Familie von Geburt an neu erzählen. Freilich gerieten mir innerhalb meiner damals 49 Jahre einige Daten durcheinander. Er kritzelte fleißig mit, und ich ertappte ihn einige Male, dass er links mit rechts, den Haus- mit dem Hautarzt verwechselte.

Ich empfehle dringend, diese Anamnesedaten einmal in Ruhe und anhand von Dokumenten und Befunden schriftlich aufzulisten und zu Untersuchungen bei neuen Ärzten und erst recht bei Gutachten als Kopie mitzubringen, gegebenenfalls abzulesen, wenn freie Rede gewünscht wird. Man erwartet von Ihnen auch eine Auflistung der Symptome; möglichst zu welchem Zeitraum sich welche Symptome in welcher Intensität zeigten. Das Symptom-Tagebuch (Seite 45) stärkt Ihre Glaubwürdigkeit.

Der Gutachter fragt auch nach Medikamenten, die man wann und in welcher Dosis eingenommen habe, auch wenn es mehrere Jahre zurückliegt. Vertrauen schwindet, wenn sich der Gutachter Medikamentennamen buchstabieren lässt, weil er ihn nicht kennt. Notieren Sie dies.

Bei einem Borreliose-Gutachten wird man praktisch durch die klinische Mangel gezogen: Gewicht, Körpergröße, Blut, Urin, Blutdruck, Beweglichkeit, Abhören, Abtasten, Reflexe, Ultraschall aller Organe, Röntgen, EKG, eventuell Belastungs-EKG, Lungenbefund, Punktierung von Ergüssen, Liquor beim Verdacht einer Neuroborreliose.

Sind Gutachter käuflich?

Diese Frage stellte der Münchner Arzt Dr. Ulrich Kübler in Form eines Leserbriefs am 2. Februar 1999 in der Ärztezeitung. „Bereits vom jungen Assistenzarzt wird ja erwartet, Kunstfehler des Chefs zu übersehen, Falschbehandlungen zu verschweigen und das Erstellen von Gefälligkeitsgutachten einzuüben. Die Förderkonten mancher Universitäten sind regelrecht Geldwaschanlagen. Ich will sagen, die Definitionsmonopole der Universitäten haben zur Käuflichkeit der wissenschaftlichen Expertise geführt und zur Degradierung eines normalen Rechtsbewusstseins bei vielen universitären Mitarbeitern. Zu fordern ist die völlige Offenlegung der Einkünfte bei jenen, die Gerichte mit Gutachten bedienen oder solchen, die mit Gutachten umgehen."

Private Unfallversicherung

Borreliose gilt in der Schweiz als Unfallereignis, für das man die private Unfallversicherung zur Kasse bitten kann. Ein Vortrag des Zürcher Internisten Dr. Satz zum Thema ermutigte Klaus E. aus Crailsheim, Ansprüche bei seiner privaten Unfallversicherung, der DBV-Winterthur, anzumelden. Diese lehnte eine Anerkennung jedoch ab mit der Begründung, dass es sich bei einem „Zeckenbiss" um eine „geringfügige Hautverletzung" handele.

Die Hamburg-Mannheimer widerspricht ebenfalls den Allgemeinen Unfallversicherung-Bedingungen (AUB, Stand 1 7948–2.74), mit dem sie 1974 Verträge baggerte. Unter der Definition „Unfallbegriff und Grenzfälle" liegt ein Unfall vor, wenn der Versicherte durch ein plötzlich von außen auf seinen Körper wirkendes Ereignis unfreiwillig eine Gesundheitsschädigung erleidet. Darin eingeschlossen sind „Wundinfektionen, bei denen der Ansteckungsstoff durch eine Unfallverletzung in den Körper gelangt ist". Die Leistungsverweigerung wurde 1993 so begründet:

„Bei der von Ihnen erlittenen Borreliose handelt es sich ganz eindeutig um eine Infektionskrankheit und eben nicht um eine Infektion der durch den Zeckenbiss verursachten Bisswunde". Die Entstehungsursache selbst (hier also der Zeckenbiss) gilt nicht als Unfallereignis.

Private Kinderrente

Mit der Schlagzeile „Ein Zeckenbiss kann ein Leben verändern" bewirbt die Mannheimer Versicherungs AG ihre Rentenversicherung ausschließlich für Kinder ab dem ersten Lebensjahr. Tatsächlich ist die Borreliose in den Vertragsbedingungen nicht ausgeschlossen. Allerdings zahlt die Versicherung erst dann monatliche Renten zwischen 500 und 2 000 Mark, wenn der Grad der Behinderung wenigstens 50 Prozent beträgt.

Fast ein Rheumakrüppel

Es gibt das Beispiel von Charlotte G. aus Darmstadt, die trotz Hinweis auf mehrere Zeckenstiche mit schmerzenden Gelenken an Armen und Beinen auf alles Mögliche angiologisch und neurologisch, auch auf Thrombose und Multiple Sklerose (mit zweifacher Muskelbiopsie) untersucht und dann doch nur in psychiatrische Behandlung geschickt wurde. Diagnose: Ödipaler Konflikt auf dem Hintergrund von narzisstischer Abwehr einer Depression. Die stationäre Gruppentherapie verweigerte sie.

Ein halbes Jahr später wachte sie mit unerträglichen Schmerzen im rechten Bein auf und konnte sich aus eigener Kraft nicht im Bett aufrichten. Trotz fehlendem Rheumafaktor lautete die Diagnose: Polyarthritis. Zwar tauchen die erlittenen Zeckenstiche in sämtlichen Arztberichten mehrerer Krankenhäuser auf, doch selbst eine renommierte Rheumaklinik in Wiesbaden zog keinerlei Konsequenzen aus diesem Wissen. Sie behandelte die Patientin sechs Wochen mit Rheumamitteln, die keine Linderung brachten. Erst die hoch dosierte Gabe von Kortison verhalf der Patientin zu etwas Beschwerdelinderung. Doch die Diagnose der Klinik veranlasste ihren Hausarzt zur mehrmonatigen Dauermedikation mit Rheumamitteln. Die zufällige hoch dosierte Gabe von Antibiotika anläßlich einer anderen bakteriellen Erkrankung ließ ihre Beschwerden vollständig verschwinden. Glück gehabt!

Arzt verklagt

Rasende Kopfschmerzen und wandernde Gelenkbeschwerden plagten Norbert B., 50, ein Vierteljahr, ohne dass sein Arzt die Borreliose gezielt therapierte. Selbst als er mit Herzbeschwerden ins Krankenhaus eingeliefert wurde und sein Laborbefund den Verdacht auf Borreliose bestätigte, wurde er mit falschen Antibiotika behandelt und blieb krank. Erst ein Professor von der Uniklinik Würzburg verhalf dem ehemaligen Polizeibeamten durch eine sechsmonatige, hoch dosierte antibiotische Therapie. Darauf verklagte er den nachlässigen Krankenhausarzt 1997 auf 20 000 Mark Schmerzensgeld. Bis Redaktionsschluss war es noch zu keinem Gutachten gekommen.

Tierarzthelferin

Für Susanne W. waren Zecken immer ganz normale Bewohner ihrer kleinen oder größeren Patienten: Haustiere wie Hunde, Katzen, Kälber, Kühe, Zuchtwild, auch mal ein angefahrener Fuchs. Das Erythema migrans nahm sie nicht weiter ernst. Es verschwand ja auch nach einigen Tagen von alleine. Die Gelenkschmerzen, aufwallendes Fieber, die immer währenden Kopfschmerzen und bewegungseinschränkende Nackensteife gaben ihr auf die Dauer zu denken. Immer häufiger musste sie ihren Dienst bei einem Tierarzt absagen, bis man ihr die Kündigung aussprach. Das Sozialgerichtsverfahren dauert noch an.

Selbsthilfegruppen und was sie leisten können

Selbsthilfegruppen machen ärztliche Hilfe nicht überflüssig, sie dürfen aber als Reaktion auf Defizite im organisierten Gesundheitswesen gewertet werden. Selbsthilfegruppen beschäftigen sich nicht nur mit Krankheiten, sondern bearbeiten auch psychische und soziale Probleme.

1999 gab es etwa 70 000 Selbsthilfegruppen in Deutschland. Schätzungen sprechen von 2,5 bis 4 Millionen Menschen, die sich im Netz der Patientenorganisationen holen, was Ihnen das Gesundheitswesen versagt oder nicht bieten kann.

Bundesärztekammer und regionale Gesundheitsämter wimmeln Hilfesuchende in Sachen Borreliose noch immer ab, indem sie die Telefonnummern und Adressen der Borreliose-Selbsthilfegruppen bekannt geben. Damit verlagern sie nötige Kosten für Beratung und Information auf diejenigen, die meist aufgrund ihrer Erkrankung sowieso nicht mehr erwerbsfähig sind. Im Interesse dieser Schar von Ehrenamtlichen sollte man sich mit Mitgliedsbeiträgen oder Spenden für Informationen und Beratungen erkenntlich zeigen oder selbst mitwirken.

Noch selten, aber ein Zeichen für die Zukunft, sind so genannte KOSA-Stellen (Kooperationsberatungen für Selbsthilfegruppen und Ärzte), die durch einzelne Krankenversicherungen finanziell und organisatorisch unterstützt werden. Für Borreliose war bei Redaktionsschluss noch keine KOSA-Stelle bekannt. Die Gesundheitsreform 2000 plante allerdings finanzielle Förderungsmöglichkeiten der Selbsthilfegruppen durch die Krankenkassen. Der geschätzte Leser muss nun selbst erkunden, inwieweit dieses als Realität oder politische Vision ohne praktischen Inhalt umgemünzt wurde.

Derzeit sind die nachfolgend genannten Selbsthilfegruppen für Borreliose bekannt. Zahl und Adressen können sich natürlich aus den unterschiedlichsten Gründen ändern, vor allem bei Verschlimmerung der Erkrankung bei den Federführenden. Da sich aber fast alle Selbsthilfegruppen in Abständen treffen oder brieflichen und telefonischen Kontakt pflegen, lässt sich eine intakte Selbsthilfegruppe auch über andere Städte finden oder über den

Bundesverband Deutscher Borreliose
Selbsthilfeorganisationen
Große Straße 205, D-21075 Hamburg.

Hier finden vor allem auch Gründer von Selbsthilfeorganisationen Rat und Basisinformation.

Augsburg

Borreliose SHG Augsburg. Beratung: Waltraud Breunig. Hopfengartenstraße 11, 86420 Diedorf-Anhausen, Telefon 0 82 38/2901

Bad Wildbad

Borreliose SHG im Nordschwarzwald. Beratung: Vera Müller. Gerberstraße 7, 75323 Bad Wildbad, Telefon 0 70 81/7 86 76.

Berlin und Brandenburg

Borreliose SHG Berlin-Brandenburg. Beratung: Hanna Priedemuth. Reulestraße 7, 12105 Berlin, Telefon und Fax 0 30/7 06 57 15.

Butzbach

Borreliose SHG Butzbach. Beratung: Doris Dörr. Am Wingert 28, 35510 Butzbach, Telefon 0 64 47/92 27 03.

Dresden

Borreliose SHG Dresden. Beratung: Friedemann Weidner. Berliner Straße 14, 01067 Dresden, Telefon 03 51/4 90 18 03.

Erlangen

Borreliose SHG Erlangen. Beratung: Sabine Hofmann. Büchenbacher Anlage 5, 91056 Erlangen, Telefon 0 91 31/44 03 24.

Eschenburg

Borreliose SHG Eschenburg. Beratung: Artur Karl. Bergstraße 17, 35713 Eschenburg, Telefon 0 27 74/7 19 12.

Essen

Borreliose SHG Essen. Beratung: Bettina Thamm. Unterer Pustenberg 1, 45239 Essen, Telefon 02 01/49 16 43.

Frickenhausen

Borreliose SHG Frickenhausen. Beratung: Gerda Munz. Dr.-Gminder-Straße 16, 72636 Frickenhausen, Telefon 0 70 22/4 3457.

Hamburg

Borreliose Bund Deutschland e.V. Bundesverband, Große Straße 205, 21075 Hamburg, Telefon 0 40/7 90 57 88, Fax 0 40/7 92 42 49.
Borreliose SHG Hamburg-West. Beratung: Christel Macken. Marek-Steinbaum-Weg 2, 22457 Hamburg, Telefon 0 40/5 58 36 38.

Heide

Borreliose SHG Westküste-Mittelholstein. Beratung: Brigitte Tank. Krim 36, 25782 Schalkholz, Telefon 0 48 38/13 12.

Heidenheim/Brenz

Borreliose-Selbsthilfe-Verein Heidenheim/Brenz e.V. Beratung: Günther Binnewies. Postfach 12 57, 89549 Königsbronn, Telefon 0 73 28/91 90 00, Fax 0 73 28/49 56.

Kaarst

Borreliose Beratung Kaarst. Beratung: Corry Welker-Welbergen. Düsseldorfer Straße 5, 41564 Kaarst, Telefon 0 21 31/51 46 02.

Karlsruhe

Borreliose-Forum Karlsruhe. Beratung: Karlheinz Hermann. Resedenweg 40, 76199 Karlsruhe, Info 01 71/6 51 60 32, Telefon 0 72 51/34 82 44.

Kassel

Borreliose SHG Kassel Stadt und Land e.V. Beratung: Brigitte Ringeler-Leipholz. Weddel 24, 34233 Fuldatal 1, Telefon und Fax 0561-817912.
Internet: www.borreliose.de

Köln

Borreliose-Beratung Köln. Beratung: Peter Rohleder. Guntherstraße 11, 51147 Köln, Telefon 0 22 03/6 92 57.

Leipzig

Borreliose SHG Leipzig. Beratung: Gert Schlegel. B.-Kellermann-Straße 2/213, 04279 Leipzig, Telefon 03 41/3 38 21 55.

Leverkusen

Borreliose SHG Leverkusen. Beratung: Horst Bitasch. Hans-Vorster-Straße 1, 51379 Leverkusen, Telefon 0 21 71/4 25 77.

Lübeck

Borreliose SHG Lübeck. Beratung: Hanne Paul. Forstmeisterweg 116, 23568 Lübeck, Telefon 04 51/3 33 06.

Mettmann

Borreliose-Patienten-Initiative. Beratung: Britta Lemke. Rudolf-Kronenberg-Weg 11, 40764 Langenfeld, Telefon 0 21 73/2 61 29.

München

Borreliose Informations- und Selbsthilfeverein München e.V. Bayerstraße 77a, 80335 München, Telefon 0 89/53 29 56 11.

Nürnberg

Borreliose SHG Nürnberg. Beratung: Jutta Schöler. Wiesentalstraße 23, 90419 Nürnberg, Telefon 09 11/33 21 67.

Ravensburg

Borreliose SHG Ravensburg. Beratung: Julia Eichler. Hof 2, 88255 Baienfurt. Telefon 07 51/5 57 69 72.

Regensburg

Beratung: Franz Reithner. Bergstraße 8A, D-93180 Deuerling, Telefon 0 94 04/32 73.

Stuttgart

Borreliose SHG Stuttgart. Beratung: Georg Jilg. Claire-Waldorff-Weg 2a, 70195 Stuttgart, Telefon 07 11/2 26 96 81.

Franken

Gruppe Ansbach. Beratung: Rosemarie Lange, Telefon 09 11-33 82 13.
Gruppe Neustadt. Beratung: Erika Beck, Telefon 09 16-1 95 74.
Gruppe Nürnberg. Beratung: Erich Blocksdorf. Telefon 09 11-34 13 46.

Gruppe Roth. Beratung: Erika Schöll, Birkacher Hauptstraße 12, 91154 Roth, Telefon 0 91 76/15 28.
Gruppe Roth. Jugend- und Kindertreff, Beratung: Marianne Heim, Telefon 0 91 71/6 34 84.

Schweiz

Lyme-Borreliose SHG Schweiz. Beratung: Madeleine Horger. Witikoner Straße 335, CH-8053 Zürich, Telefon und Fax (aus Deutschland) 00 41/1/3 82 16 50.
Ingeborg Zimmermann. Heiligbergstraße 33, CH-8400 Winterthur, Telefon (aus Deutschland) 00 41/52/2 13 44 36.

Österreich

SHG Zeckenopfer, Kaiserstraße 71, A-1070 Wien.
Telefon (aus Deutschland) 00 43/1/5 22 70 70, Fax 00 43/1/5 22 70 70 13.

Internet

Unter dem Suchbegriff „Borreliose“ und der Adresse www.medizin.freepage.de finden sich ständig bekannte sowie aktualisierte Informationen, Nachrichten und Adressen, die weiterhelfen.

Zeckenstiche im Winter

Zeckenstiche in der kalten Jahreszeit oder bei Personen, die sich nicht im Freien aufgehalten haben, stammen wahrscheinlich von Hauszecken, auch Taubenzecken. Sie können zwar auch unangenehme Hautreizungen erzeugen, aber weder Borreliose noch FSME übertragen.

Zeckenstiche im Alter

Zecken machen keine Unterschiede beim Alter ihrer Wirte. Gefundene Häufigkeiten von Zeckeninfektionen bei alten Menschen hängt mit deren Lebenssituation zusammen. Früher ging man häufiger in den Wald, um Beeren, Pilze, Kräuter, Reisig und Holz zu sammeln. Vermutlich litt oder leidet ein Großteil dieser Bevölkerung an rheumaähnlichen Beschwerden, weil der behandelnde Arzt nicht auf die Idee kam, nach Borrelien zu suchen.

Zecken plagen Tiere

Fast alle Tiere, außer Fischen und Meeressäugern, taugen als Wirt für Zecken, auch Vögel und Reptilien. Und doch gehen nicht alle Zecken auf alle Tiere, sondern auf ein jeweils begrenztes Wirtsspektrum.

Auch Tiere können Borreliose erleiden. Sie äußert sich anders als beim Menschen: Müdigkeit, Schlappheit, geschwollene Gelenke. Tiere werden ebenfalls antibiotisch therapiert. Erkrankte Tiere übertragen die Borreliose nicht auf den Menschen.

Abgesehen von ihrer Rolle als Krankheitsüberträger können Zecken auch selbst Schäden anrichten. Scharenweiser Befall an Rindern, Schafen, Pferden, Wild kann zu Blutarmut, die Gifte des Zeckenspeichels zu Lähmungen führen. Stichwunden können sich entzünden. Zeckenspeichel beinhaltet außerdem Substanzen, die das Immunsystem des Wirtes schwächen und die Blutgerinnung stoppen.

Verschluckte Zecken

Das ist absolut tödlich – und zwar für die Zecke.

Abdomen	Unterleib
Anamnese	Krankenvorgeschichte
ambulant	Ohne Krankenhausaufenthalt
Anästhesie	Betäubung, Narkose, Unempfindlichkeit gegen Schmerz
Antigen	Substanz, die vom lebenden Körper als fremd erkannt wird
Antikörper	Antwort des Immunsystems auf Eindringlinge. Antikörper binden fremde und körpereigene Stoffe und machen sie unschädlich
Antimykotika	Wirkstoffe, die das Wachstum von Pilzen behindern
Antiphlogistika	Stoffe mit entzündungshemmender Wirkung
Arthralgie	Gelenkschmerzen
Arthritiden	Entzündungen an mehreren Gelenken
bakterizid	Bakterien abtötend
Bannwarth-Syndrom	Komplexer Entzündungsprozess des Gehirns
Biopsie	Entnahme von Gewebe zur mikroskopischen Untersuchung
Blutbild	Blut besteht aus roten (Erythrozyten) und weißen (Leukozyten) Blutkörperchen sowie Blutplättchen (Thrombozyten). Im Kleinen Blutbild wird analysiert, wie viele Zellen sich in einem Blutstropfen befinden und wie es um den roten Blutstoff (Hämoglobin) bestellt ist. Beim Großen Blutbild werden die Zellen nach Gattung, Form und Größe aufgegliedert und wie sie reagieren, wenn sie mit einer Farblösung in Kontakt kommen
Borrelien	Gattung großer beweglicher, schraubenförmiger Bakterien der Familie Spirochäten
Bursa	Schleimbeutel
Bursitis	Schleimbeutelentzündung
chronisch	Langsam verlaufend, sich entwickelnd
Colitis	Dickdarmentzündung
Collagen	Bindegewebe
Daktylitis	Entzündungen an Fingern und Zehen
DNA	Träger der genetischen Information in den Chromosomen

Dysästhesie	Sensibilitätsstörung, bei der Reize qualitativ anders, ungewohnt und meist unangenehm erlebt werden
Endokartitis	Entzündung der Herzinnenhaut
Enteritis	Darmentzündung
Enzephalitis	Entzündung des Gehirns
Enzephalopathie	Sammelbezeichnung für nicht entzündliche Erkrankungen und Schädigungen des Gehirns
Enzyme	Eiweißstoffe im menschlichen Körper, die den Stoffwechsel unterstützen
Epidermis	Oberhaut
Epstein-Barr	Unterart der Herpes-Viren
Ergotherapie	Beschäftigungstherapie zur Behandlung von Störungen der Bewegungsabläufe (Motorik), der Sinnesorgane und der geistigen und psychischen Fähigkeiten
Erythem	Hautrötung
Erythema migrans	Wanderröte
Erythrozyten	Rote Blutkörperchen. Normalwerte im Blut sind bei Frauen 4,20 bis 5,40 Millionen, bei Männern 4,60 bis 6,20 Millionen, bei Kindern 4,20 bis 5,40 Millionen, jeweils pro Mikroliter
Facialisparese	Gesichtslähmung
Fibromyalgie	Form von Weichteilrheumatismus mit Schmerzen an Muskeln, Bändern oder kollagenen Fasern
FMS	Abkürzung für Fibromyalgie-Syndrom
fokal	Von einem Herd ausgehend
FSME	Frühsommer-Meningoenzephalitis
generalisiert	Über den ganzen Körper verbreitet
Hepatitis	Leberentzündung
Horner-Syndrom	Pupillenlähmung
IgA	Immunglobuline der Klasse A. Wichtige Antikörper zum Schutz der Schleimhäute
IgM	Immunglobuline der Klasse M, so genannte Makroglobuline. Erste Immunantwort (Antikörper) auf Kontakt mit Bakterien oder anderen Antigenen
IgG	Immunglobuline der Klasse G, so genannte Gammaglobu-

	line. Zweite Immunantwort (Antikörper) nach Bildung der IgM. Dieser Wert dokumentiert die Hauptmenge der Antikörper im Blut
Immunsupression	Unterdrückung oder Abschwächung der Immunantwort
Infusion	Einführung von Flüssigkeiten in die Blutbahn
Injektion	Einführung von Flüssigkeiten mit Hilfe einer Spritze
interstitiell	Im Zwischengewebe liegend
Insuffizienz	Ungenügende Leistung eines Organs
intravenös	Einführung von Flüssigkeiten in die Vene
-itis (Nachsilbe)	Entzündung
Klonus	Stottern, Wiederholung von Lauten, Silben, Wörtern als Störung des Redeflusses
Ko-Infektion	Gleichzeitige Infektion mit unterschiedlichen Erregern
Läsion	Schädigung, Verletzung, Störung
Latenzzeit	Phase bis zum ersten Symptom
Leptospiraceae	Gattung gewundener Schraubenbakterien
Leukozyten	Weiße Blutkörperchen. Normal im Urin sind 10 bis 20 Leukozyten pro Mikroliter; im Blut bei Erwachsenen 4 000 bis 10 000 pro Mikroliter, Kinder 5 000 bis 14 500
Liquor	Nervenwasser, das zu diagnostischen Zwecken aus dem Rückenmark entnommen wird
Lyme-Encephalopathie	Borreliose-Symptome, die nach Ausheilen der akuten Infektion zurückbleiben
lymphatisch	Mit Lymphe und Lymphknoten zusammenhängend
Lymphe	Hellgelbe Flüssigkeit, bestehend aus Lymphplasma und Lymphkörperchen. Sie entsteht durch Austritt von Blutplasma aus den Blutkapillaren ins Gewebe und wird durch die Lymphgefäße und Lymphknoten wieder dem Blutkreislauf zugeführt
Lymphom	Tumore der lymphatischen Gewebe, welche im Dienste der körpereigenen Abwehr stehen
Lymphozyten	Unterart der weißen Blutkörperchen, die bei der Abwehr von Krankheiten und Fremdstoffen mitwirken
Lymphozytom	Ansammlung weißer Blutkörperchen
manifestieren	Sich offenbaren

Menopause	Wechseljahre
Meningitis	Hirnhautentzündung
Meningoenzephalitis	Entzündung der Hirnhäute und des Gehirns
Morbidität	Krankheitshäufigkeit
Mortalität	Sterblichkeit
Myelitis	Entzündung des Rückenmarks
Myokardinsuffizienz	Ungenügende Herzleistung, Herzschwäche
Myositis	Entzündung der Muskulatur
Neuralgie	Nervenschmerzen
Neuropathie	Nervenleiden
Neuritis	Entzündung der Nerven
Nosode	Ein aus Eiter, Sputum oder erkrankten Organen hergestelltes Arzneimittel, das im Sinne einer Gleiches-für-Gleiches-Impfung heilen soll
Noxen	Schadstoffe
Ödem	Flüssigkeitsansammlung in Haut und Gewebe
Papel	Bläschen, über dem Hautniveau liegendes Knötchen
Paraparese	Unvollständige, teilweise Lähmung
parenteral	Unter Umgehung des Magen-Darm-Traktes
Parese	Lähmung
passager	Vorübergehend
PCR	Polymerase-Kettenreaktion
Pericard	Herzbeutel
Pericarditis	Herzbeutel-Entzündung
Persister	Rest-Erreger
persistierend	Anhaltend, dauernd
Fotophobie	Lichtempfindlichkeit
physisch	Körperlich
Pneumonie	Entzündung des Lungengewebes
Positronen	Antiteilchen der Elektronen
Positronenemissionstomographie	Schichtaufnahmeverfahren unter Einsatz von Positronenstrahlern
Pschyrembel	Medizinisches Wörterbuch, mit dem Mediziner und Gerichte arbeiten
psychisch	Seelisch

Radikulitis	Entzündung der Nervenwurzel
Rehabilitation	Maßnahmen zur Wiederherstellung, Wiedereingliederung, Wiederbefähigung
Repellentien	Zecken abweisende Mittel
Resektion	Entfernung von krankem Gewebe
retrobulbär	Hinter dem Augapfel
reversibel	Umkehrbar, heilbar, zurückbildend
Rezidiv	Rückfall, Wiederauftreten von Beschwerden
Rheumafaktor	Autoantikörper im Blut. Bei fünf Prozent der gesunden Bevölkerung unter 50 Jahren positiv
Rickettsia	Gattung unbeweglicher Stäbchen- oder Kugelbakterien
sensu stricto	Im engeren Sinn
sensu lato	Im weiteren Sinn
Seronegativ	Keine Antikörper im Blut
Serum	Blut
Spirochäten	Sammelbezeichnung für schlanke, spiralförmige Bakterien der Familie Leptospiraceae
Sputum	Auswurf
Spondylitis	Wirbelentzündung
Steroide	Wirkstoffe wie Kortison, die die Zellmembran durchdringen und die DNA verändern
streuen	Borrelien treten von der Haut in den Blutkreislauf über
Titer	Menge eines Antikörpers
Uveitis	Entzündung der Uvea (traubenförmiges Gebilde auf der mittleren Augenhaut)
Vakzine	Impfserum mit lebenden oder inaktivierten Erregern. Die Vorsilbe „Vakzi" (Kuh) erinnert an die ursprüngliche Bezeichnung der Kuhpockenimpfung
Venenthrombose	Ein Blutgerinnsel verstopft die Vene
Viren	Krankheitserreger, die sich außerhalb des Körpers nicht vermehren können
Wirt	Begriff für ein Lebewesen, das zur Nahrungsaufnahme benutzt wird. Tier und Mensch sind Wirte für Zecken und andere Parasiten

Potsdamer Symposien „Durch Zecken übertragbare Erkrankungen“ 1993, 1995, jeweils Weller-Verlag, Schriesheim

Einheimische Zeckenborreliose (Lyme-Krankheit) bei Mensch und Tier, Hans Horst, Spitta-Verlag, Balingen

Zecken, Milben, Fliegen, Schaben, Birgit und Heinz Mehlhorn, Springer-Verlag, Berlin/Heidelberg

Kleiner Biss mit bösen Folgen, Diana Benzaia, Ehrenwirth, München

Zecken-Krankheiten, Norbert Satz, Hospitalis-Buchverlag, Zürich

Pschyrembel, Klinisches Wörterbuch, Verlag Walter de Gruyter & Co, Berlin

Krankheitsüberträger Zecke – Lyme-Borreliose und FSME, Deutsches Grünes Kreuz, Schuhmarkt 4, 35037 Marburg.

Verzeichnis der Unfallversicherungsträger, Verlag L. Düringhofen, Berlin.

Klinik und Therapie der Lyme-Borreliose, Dieter Hassler, erhältlich beim Autor, siehe Quellen

Labortests und medizinische Untersuchungen verstehen, Anita Hess-Kosaris, Mosaik-Verlag, München

So arbeitet das Immunsystem, Falken-Verlag, Niedernhausen

Sanfte Heilpraxis, Hallwag Verlag, Bern

Vom Ich zum Wir – Selbsthilfegruppen, Trias-Verlag, Stuttgart

Schmerzen, Neue Antworten aus Schulmedizin und Naturheilkunde, Mosaik-Verlag, München

Die besten Vitalstoffe für Ihre Gesundheit, Mosaik-Verlag, München

Kardiale und neurologische Manifestationen der Lyme-Borreliose bei angeborenem AV-Block 1. Grades, Deutsche Medizinische Wochenschrift, Oktober 1996. Autoren: Stille-Siegener, Eiffert, Vonhof. Abteilung für Kardiologie, Universität Göttingen

Lyme-Borreliose und Kardiomyopathie, Wiener Medizinische Wochenschrift 1995. Autoren: Bergler-Klein, Ulrich, Glogar, Stanek. Abteilung für Kardiologie, Universitätsklinik für Innere Medizin, Wien

AV-Block II und Arthritis als Manifestationen der Lyme-Borreliose, Wiener Medizinische Wochenschrift 1995. Autoren: Aringer, Pirich, Wenger, Kiener, Machold, Stanek, Graninger. Rheumatologie, Universitätsklinik für Innere Medizin, Wien

Neue Natur-Heilmittel gegen Angst, Depressionen, Allergien, Ekzeme, Pilzinfektionen, A. Lühr-Lehrs Arzneimittel, Köln

Lyme-Borreliose, Peter Herzer, Steinkopff Verlag, Darmstadt
Klinik der Lyme-Borreliose, Norbert Satz, Verlag Hans Huber, Bern
Borreliose-Magazin, Gesundheitspolitisches Magazin der Borreliose Selbsthilfe, erscheint in unregelmäßigen Abständen im Bundesverband Deutscher Borreliose Selbsthilfeorganisationen, Hamburg
Zeckenbisse, Elfie Frust, Goldschmidt-Verlag, Werlte
Heilen ohne Antibiotika, Dr. John McKenna, Karl F. Haug Verlag, Heidelberg

Quellen

Nicht jeder Arzt kann ein Buch schreiben. Viele Arzterfahrungen und -beobachtungen finden allerdings in der Berichterstattung über Kongresse, Seminare und Workshops sowie Interviews ihren Niederschlag.

Weil wir wissen, dass viele Patienten händeringend nach „Spezialisten“ für bestimmte Symptome suchen, nennen wir – soweit bekannt – die Quellen unserer Recherche. Wir können jedoch keine Gewähr übernehmen, dass der- oder diejenige tatsächlich für Gutachten, Diagnose oder Therapie zur Verfügung steht. Adressen und Titel können sich ändern.

Burmester, Gerd R., Prof. Dr. med., Charité Berlin
Burrascano, Joseph J., Dr. med., East Hampton, N. Y., USA
Busse, Holger, Prof. Dr. med., Direktor der Klinik und Poliklinik der Universität Münster
Ehrfeld, Hans, Dr. med, 76135 Karlsruhe
Hamm, Henning, Prof. Dr. med., Uni-Hautklinik Würzburg
Hassler, Dieter, Privatdozent Dr. med., niedergelassener Facharzt für Allgemeinmedizin, Untere Hofstatt 3, 76703 Kraichtal-Münzesheim
Herzer, Peter, Prof. Dr. med., niedergelassener Internist, Rheumatologe, München
Horst, Hans, Dr. med., Am Alten Eisenwerk 2A, 21339 Lüneburg
Klais, Christina M., Dr. med., Universität Frankfurt/Main
Krause, Andreas, Professor, Dr. med, Universitätsklinik Charité, Rheumatologie, Klinische Immunologie, Berlin
Krippner, Hans, Privatdozent Dr. med., niedergelassener Internist, Rheumatologe, Frankfurt/Main
Murray, Polly, 170 Joshuatown Rd. RFDZ Lyme, Connecticut, 06371, USA
Rakicky, Jozef, Dr. Dr. Facharzt für Neurologie, Physikalische Therapie, Klinischer Psychologe, Chefarzt der Median Klinik II, 39345 Flechtingen.
Ringelstein, Erich, Prof. Dr. med., Uni-Klinik Münster
Satz, Norbert, Dr. med., niedergelassener Facharzt für Innere Medizin, CH-Zürich
Schwinn, Andreas, Dr. med., Uni-Hautklinik Würzburg
Steere, Allan, Dr. med., New England Medical Center, Boston, USA
Stille-Siegener, Michael, Dr. med., Abteilung für Kardiologie der Universität Göttingen
Zappe, Helmut A., Dr. Dr., Ruprecht-Karls-Universität, 69115 Heidelberg

Arbeitsgemeinschaft der Bau-Berufsgenossenschaften
An der Festeburg 27–29
60389 Frankfurt am Main
Telefon 0 69/47 05-0, Fax 47 05-8 88

Arbeitsgemeinschaft der Eisen- und Metall-Berufsgenossenschaften, darin enthalten:
Hütten- und Walzwerks-Berufsgenossenschaft,
Maschinenbau- und Metall-Berufsgenossenschaft
Kreuzstraße 45
40210 Düsseldorf
Telefon 02 11/82 24-0, Fax 82 24-4 44

Bau-Berufsgenossenschaft Bayern und Sachsen
Loristraße 8
80335 München
Telefon 0 89/1 21 79-0, Fax 1 21 79-5 55

Bau-Berufsgenossenschaft Frankfurt am Main
siehe Arbeitsgemeinschaft der Bau-Berufsgenossenschaften

Bau-Berufsgenossenschaft Hamburg
Holstenwall 8–9
20355 Hamburg
Telefon 0 40/3 50 00-0, Fax 3 50 00-3 97

Bau-Berufsgenossenschaft Hannover
Hildesheimer Straße 309
30519 Hannover
Telefon 05 11/9 87-0, Fax 9 87-24 40

Bau-Berufsgenossenschaft Rheinland und Westfalen
Viktoriastraße 21
42115 Wuppertal
Telefon 02 02/45 93-0, Fax 45 93-4 04

Bergbau-Berufsgenossenschaft
Hunscheidtstraße 18
44789 Bochum
Telefon 02 34/3 16-0, Fax 3 16-3 00

Berufsgenossenschaft der chemischen Industrie
Kurfürsten-Anlage 62
69115 Heidelberg
Telefon 0 62 21/5 23-0,Fax 5 23-3 23

Berufsgenossenschaft Druck und Papierverarbeitung
Rheinstraße 6–8
65185 Wiesbaden
Telefon 06 11/1 31-0, Fax 1 31-1 00

Berufsgenossensschaft für den Einzelhandel
Niebuhrstraße 5
53113 Bonn
Telefon 02 28/54 06-0, Fax 54 06-2 20

Berufsgenossenschaft für Fahrzeughaltungen
Ottenser Hauptstraße 54
22765 Hamburg
Telefon 0 40/39 80-0, Fax 39 80-16 66

Berufsgenossenschaft der Feinmechanik und Elektrotechnik
Gustav-Heinemann-Ufer 130
50962 Köln
Telefon 02 21/37 78-0, Fax 34 25 03

Berufsgenossenschaft der Gas-, Fernwärme- und Wasserwirtschaft
Auf'm Hennekamp 74
40225 Düsseldorf
Telefon 02 11/93 35-0, Fax 93 35-1 99

Berufsgenossenschaft für Gesundheitsdienst und Wohlfahrtspflege
Pappelallee 35/37
22089 Hamburg
Telefon 0 40/2 02 07-0, Fax 2 02 07-5 25

Berufsgenossenschaft der keramischen und Glas-Industrie
Riemenschneiderstraße 2
97064 Würzburg
Telefon 09 31/79 43-0, Fax 79 43-8 00

Berufsgenossenschaft Nahrungsmittel und Gaststätten
Dynamostraße 7–11
68165 Mannheim
Telefon 06 21/44 56-0, Fax 44 56-15 54

Berufsgenossenschaft der Straßen-, U-Bahnen und Eisenbahnen
Fontenay 1a
20354 Hamburg
Telefon 0 40/4 41 18-0, Fax 4 41 18-1 40

Binnenschifffahrts-Berufsgenossenschaft
Düsseldorfer Straße 193
47053 Duisburg
Telefon 02 03/29 52-1 24, Fax 29 52-1 66

Bundesverband der landwirtschaftlichen Berufsgenossenschaften e.V.
Weißensteinstraße 70–72
34131 Kassel
Telefon 05 61/93 59-0, Fax 93 59-4 14

Bundesverband der Unfallkassen (BUK) (Versicherungsträger der öffentlichen Hand)
Fockensteinstraße 1
81539 München
Telefon 0 89/6 22 72-0, Fax 6 22 72-1 11

Edel- und Unedelmetall-Berufsgenossenschaft
Vollmoellerstraße 11
70563 Stuttgart
Telefon 07 11/13 34-0, Fax 13 34-5 00

Eisenbahn-Unfallkasse
Karlstraße 4–6
60329 Frankfurt/Main
Telefon 0 69/2 65-2 20 02, Fax 2 65-2 20 75

Fleischerei-Berufsgenossenschaft
siehe Papiermacher-BG

Großhandels- und Lagerei-Berufsgenossenschaft
M 5,7
68161 Mannheim
Telefon 06 21/1 83-0, Fax 1 83-3 00

Hauptverband der gewerblichen Berufsgenossenschaften
Alte Heerstraße 111
53754 Sankt Augustin
Telefon 0 22 41/2 31-01, Fax 2 31-13 33

Holz-Berufsgenossenschaft
Am Knie 6
81241 München
Telefon 0 89/88 97-0, Fax 88 97-3 55

Lederindustrie-Berufsgenossenschaft
siehe Papiermacher-BG

Norddeutsche Metall-Berufsgenossenschaft
Hans-Böckler-Allee 26
30173 Hannover
Telefon 05 11/81 18-0, Fax 81 18-2 00

Papiermacher-Berufsgenossenschaft
Lortzingstraße 2
55127 Mainz
Telefon 0 61 31/7 85-1, Fax 7 85-2 71

See-Berufsgenossenschaft
Reimerstwiete 2
20457 Hamburg
Telefon 0 40/3 61 37-0, Fax 3 61 37-7 70

Steinbruchs-Berufsgenossenschaft
Theodor-Heuss-Straße 160
30853 Langenhagen
Telefon 05 11/72 57-0, Fax 72 57-7 90

Süddeutsche Metall-Berufsgenossenschaft
Wilhelm-Theodor-Römheld-Straße 15
55130 Mainz-Weisenau
Telefon 0 61 31/8 02-0, Fax 8 02-2 32

Südwestliche Bau-Berufsgenossenschaft
Steinhäuserstraße 10
76135 Karlsruhe
Telefon 07 21/81 02-0, Fax 81 02-3 45

TCM Klinik Kötzting
Klinik für Traditionelle Chinesische Medizin
Ludwigstraße 2
D-93444 Kötzting
Telefon 0 99 41/6 09-0, Fax 6 09-4 99

Textil-Bekleidungs-Berufsgenossenschaft
Oblatterwallstraße 18
86132 Augsburg
Telefon 08 21/31 59-0, Fax 31 59-2 01

Tiefbau-Berufsgenossenschaft
siehe Holz-BG

Unfallkasse Post und Telekom
Europaplatz 2
72072 Tübingen
Telefon 0 70 71/9 33-0, Fax 9 33-4 99

Verwaltungs-Berufsgenossenschaft
Hauptverwaltung
Deelbögenkamp 4
22297 Hamburg
Telefon 0 40/51 46-0, Fax 51 46 20 14

Württembergische Bau-Berufsgenossenschaft
Friedrich-Gerstlacher-Straße 15
71032 Böblingen
Telefon 0 70 31/6 25-0, Fax 6 25-2 06

Zucker-Berufsgenossenschaft
siehe Papiermacher-BG

Aachen
Rheinisch-Westfälische Technische Hochschule
Templergraben 55
52062 Aachen
Telefon 02 41/80-1 Fax 02 41/88 88-3 24

Berlin
Freie Universität
Klinikum Benjamin Franklin
Hindenburgdamm 30
12203 Berlin
Telefon 0 30/84 45-0/1

Humboldt-Universität zu Berlin
Schumannstraße 20/21
10117 Berlin
Telefon 0 30/28 02-20 92

Universitätsklinik Charité
Medizinische Universitätsklinik II
10098 Berlin
Telefon 0 30/28 02-0

Bochum
Ruhr-Universität
Universitätsstraße 150
44801 Bochum
Telefon 02 34/7 00-49 60

Erlangen
Friedrich-Alexander-Universität
Universitätsstraße 40
91054 Erlangen
Telefon 0 91 31/85-22 62

Essen
Universitäts-Gesamthochschule
Universitätsstraße 2
45141 Essen
Telefon 02 01/7 23-1

Frankfurt am Main
Johann Wolfgang Goethe-Universität
Theodor-Stern-Kai 7
60596 Frankfurt/Main
Telefon 0 69/63 01-60 10

Freiburg im Breisgau
Albert-Ludwig-Universität
Elsässer Straße 2m
79110 Freiburg im Breisgau
Telefon 07 61/2 70-72 35

Gießen
Justus-Liebig-Universität
Rudolf-Buchheim-Straße 8
35392 Gießen
Telefon 06 41/99-4 00 00

Göttingen
Georg-August-Universität
Robert-Koch-Straße 40
37075 Göttingen
Telefon 05 51/39-69 88

Greifswald
Ernst-Moritz-Arndt-Universität
Sauerbruchstraße
17487 Greifswald
Telefon 0 38 34/86-50 00

Halle an der Saale
Martin-Luther-Universität
Halle-Wittenberg
Magdeburger Straße 5
06112 Halle an der Saale
Telefon 03 45/5 57-0

Hamburg
Uniklinik Hamburg
Martinistraße 52
20251 Hamburg
Telefon 0 40/47 17-47 47

Hannover
Medizinische Hochschule
Carl-Neuberg-Straße 1
30625 Hannover
Telefon 05 11/5 32-1

Heidelberg
Uniklinik Heidelberg
Im Neuenheimer Feld 346
69120 Heidelberg
Telefon 0 62 21/56-33 26

Jena
Friedrich-Schiller-Universität
Bachstraße 18
07743 Jena
Telefon 0 77 43/63-30 17

Kiel
Christian-Albrechts-Universität
Christian-Albrechts-Platz 4
24118 Kiel
Telefon 04 31/8 80-21 26

Köln
Uniklinik Köln
Joseph-Stelzmann-Straße 9
50931 Köln
Telefon 02 21/4 78 59 50

Leipzig
Uniklinik Leipzig
Liebigstraße 26
04103 Leipzig
Telefon 03 41/97-1 59 20

Lübeck
Uniklinik Lübeck
Ratzeburger Allee 160
23538 Lübeck
Telefon 04 51/5 00-30 06

Magdeburg
Otto-von-Guericke-Universität
Leipziger Straße 44
39120 Magdeburg
Telefon 03 91/67-1 57 50

Mainz
Uniklinik Mainz
Obere Zahlbacherstraße 63
55131 Mainz
Telefon 0 61 31/17-31 80

Marburg
Uniklinik Marburg
Baldingerstraße
35043 Marburg
Telefon 0 64 21/28-62 01

München
Ludwig-Maximilian-Universität
Bavariaring 19
80336 München
Telefon 0 89/51 60-75 50

Münster
Westfälische Wilhelms-Universität
Domagkstraße 3
48149 Münster
Telefon 02 51/83-5 50 02

Regensburg
Uniklinik Regensburg
Universitätsstraße 31
93053 Regensburg
Telefon 09 41/9 43-01

Rostock
Uniklinik Rostock
Schillingallee 35
18057 Rostock
Telefon 03 81/4 94-0

Saarland
Universität des Saarlandes
66424 Homburg/Saar
Telefon 0 68 41/16-60 00

Tübingen
Eberhard-Karls-Universität
Geissweg 5
72074 Tübingen
Telefon 0 70 71/29-7 25 66

Ulm
Uniklinik Ulm
Albert-Einstein-Allee 11
89081 Ulm
Telefon 07 31/5 02-20 27

Witten
Uniklinik Witten
Alfred-Herrnhausen-Straße 50
58455 Witten
Telefon 0 23 02/9 26-7 00

Würzburg
Bayerische Julius-Maximilian-Universität
Josef-Schneider-Straße 2
97080 Würzburg
Telefon 09 31/2 01-38 56

Baden-Württemberg
Landesärztekammer Baden-Württemberg
Jahnstraße 40, 70597 Stuttgart

Bayern
Bayerische Landesärztekammer
Mühlbaurstraße, 81677 München

Berlin
Ärztekammer Berlin
Flottenstraße 28–42, 13407 Berlin

Brandenburg
Landesärztekammer Brandenburg
Dreifertstraße 12, 03044 Cottbus

Bremen
Ärztekammer Bremen
Schwachhauser Heerstraße 30, 28209 Bremen

Hamburg
Ärztekammer Hamburg
Humboldtstraße 56, 22083 Hamburg

Hessen
Landesärztekammer Hessen
Im Vogelsang 3, 60488 Frankfurt am Main

Mecklenburg-Vorpommern
Ärztekammer Mecklenburg-Vorpommern
Humboldtstraße 6, 18055 Rostock

Niedersachsen
Ärztekammer Niedersachsen
Berliner Allee 20, 30175 Hannover

Nordrhein
Ärztekammer Nordrhein
Tersteegenstraße 31, 40474 Düsseldorf

Rheinland-Pfalz
Landesärztekammer Rheinland-Pfalz
Deutschhausplatz 3, 55116 Mainz

Saarland
Ärztekammer des Saarlandes
Faktoreistraße 4, 66111 Saarbrücken

Sachsen
Sächsische Landesärztekammer
Schützenhöhe 16–18, 01099 Dresden

Sachsen-Anhalt
Ärztekammer Sachsen-Anhalt
Doctor-Eisenbart-Ring 2, 39120 Magdeburg

Thüringen
Landesärztekammer Thüringen
Im Semmicht 33, 07751 Jena-Maua

Westfalen
Ärztekammer Westfalen-Lippe
Gartenstraße 210–214, 48147 Münster
Bundesärztekammer Arbeitsgemeinschaft der deutschen Ärztekammern
Herbert-Lewin-Straße 1, 50931 Köln

Akupunktur 86
Alternative Heilmethode 86
Antibiotika-Behandlung 67
Antikörper 59
Anzucht 64
Apparative Diagnosemöglichkeiten 64
Arnika 86
Aromatherapie 87
Arthritis 42
Augen 30
Ausschluss-Diagnostik 65
Autogenes Training 87

Babesiose 21
Bandscheibenvorfall 43
Behindertenstatus 108
Bindehautentzündung 43
Blutuntersuchungen 58
Borrelien?, was sind 19
Borreliose als Berufskrankheit 101
Borreliose bei Kindern 52
Borreliose-Risiko 26
Brennen 41
Brustschmerzen 38
Bursitis 42

Desorientierung 36
Dyspepsie 84

Ehrlichiose 21
Elektro-Akupunktur 65
ELISA 61
Entfernung von Zecken 23
Ernährung 87
Erschöpfung 31

Fibromyalgien 31
Fieber 32
Fotosensibilität der Haut 68
Frösteln 32
FSME und Borreliose, Unterschiede 18
FSME-Borreliose-Doppelinfektion 19

Gefäßbeschwerden 43
Gehirn 32
Gelenkentzündungen 32, 49
Gelenkrheuma 42
Gelenkschmerzen 49
Gelenksteifigkeit 33
Gereiztheit 33
Gesichtslähmungen 33
Gesichtsrötungen 33
Gutachten 110

Haarausfall 33
Halsschmerzen 34
Haut 34
Heilfasten 87
Heilpraktiker 88
Herz AV-Block 36
Herz 34
Herzbeutelerguss 35
Herzentzündung 35
Herzinfarkt 36
Herzprobleme 49
Herzrhythmusstörungen 36
Heublumen 88
Hirnhautentzündung 43
Homöopathie 88
Hornhautentzündung 43

Immunfluoreszenz-Test 61
Immunsystem stärken 88
Impfen gegen Borreliose? 99
Indirekter Hämagglutinations-Test 62
Infektionsrisiko 85
Insektenschutzmittel 97

Johanniskrautöl 89

Karpaltunnelsyndrom 43
Kiefergelenkentzündung 44
Kinderrente 112
Kinesiologie 90
Kleidung 97
Knoblauch 90
Knoblauchsaft 98
Konzentrationsstörung 36
Kopfschmerzen 37

Laborverfahren 58
Lebensräume der Zecken 14
Lebenszyklus einer Zecke 17
Leber 37
Lichtempfindlichkeit 37
Liquor 63
Lunge 37
Lyme-Borreliose 42
Lyme-Enzephalopathie 48
Lymphknotenvergrößerung 37
Lymphozytome 96

Magen 37
Menstruation 37
Metronidazol 90
Milchproduktion 38
Milz 38
Mineralstoffe 91
Mistel 91
Müdigkeit 49
Müdigkeitssyndrom 31
Multiple Sklerose (MS) 44
Muskelschmerzen 38

Nackensteifigkeit 38
Nerven 38
Nervensystem, Störungen am 49
Neuralgien 38
Neuroborreliose 47
Niere 39

Nosoden 91

Ohrgeräusche 39

Parkinson-Symptome 39
Persönlichkeitsveränderungen 39
Physiotherapie 92
Pilze 83
Polyarthritis 42
Polymerase-Kettenreaktion (PCR) 63
Potenzstörungen 39
Progressive Muskelentspannung 92
Propolis 92
Psychische Störungen 39
Psychotherapie 92
Puls 40

Rapid-Scope 62
Reflexzonenmassage 92
Regenbogenhautentzündung 45
Rehabilitation 78
Re-Infektionen 96
Reiter-Syndrom 40
Rickettsia conorii 22
Rickettsia slovaca 22
Rückfälle (Rezidive) 73

Sauna 93
Schmerzen in der Wirbelsäule 40
Schreibstörungen 41
Schrotpackung 93
Schwangerschaft 51
Schweißausbrüche 40
Schwindelattacken 40
Sehnenscheidenentzündung 45
Sehstörungen 40
Selbsthilfegruppen 115
Sensibilitätsstörungen 41
Spasmen 41
Sprechstörungen 41
Suchdienste 53
Symptome im ersten (Früh-)Stadium 28
Symptom-Tagebuch 45

Taubheitsgefühl 41
Teebaumöl 98
Therapie in der Schwangerschaft 51
Therapie-Nebenwirkungen 83
Traditionelle Chinesische Medizin 93

Übertragungsrisiko 19
Unfallversicherung 112

Verbreitung von Zecken 13
Versicherungsträger 102
Vitalstoffe 95
Vitamin B 98

Wanderröte 28
Weihrauchharz 95
Western-Blot 62
Wortfindungsstörungen 41
Wundgefühl über den Rippen 41

Zeckenarten 13
Zeckenstich 23
Zittern 41